Kliniktaschenbücher

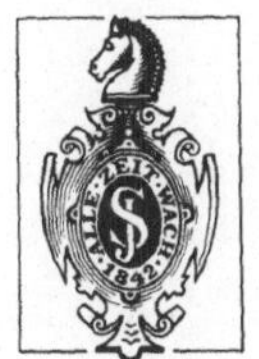

A. Luger

Cytostatica in der Dermatologie

Indikation Kontraindikation
Nebenwirkungen

Mit einem Geleitwort von Th. Nasemann

Mit 29 Abbildungen

Springer-Verlag
Berlin Heidelberg New York 1977

Professor Dr. Anton Luger
Ärztlicher Direktor und Vorstand
der Dermatologischen Abteilung
im Krankenhaus der Stadt Wien-Lainz
Wolkersbergenstraße 1, A-1130 Wien

ISBN-13:978-3-540-08040-4   e-ISBN-13:978-3-642-66554-7
DOI: 10.1007/978-3-642-66554-7

Satz- u. Bindearbeiten: G. Appl, Wemding. Druck: aprinta, Wemding   43210

Geleitwort

Die heutige Hautklinik hat nur noch sehr wenig vom Zuschnitt der „Schmierdermatologie" vor und während des letzten Weltkrieges. Naturgemäß wird die externe Behandlung immer ihren Wert behalten, aber sie steht nicht mehr ausschließlich im Mittelpunkt. Revolutionierend haben in der Dermato-Venerologie die Antibiotica, die Antihistaminica, die Corticosteroide und zuletzt die Cytostatica gewirkt. Letztere sind nicht mehr aus dem täglichen Arzneischatz des Hautfacharztes wegzudenken. Ihre weitere Entwicklung vollzieht sich jedoch fast explosionsartig –, und es ist für den Hautfacharzt nicht ganz leicht, hier die Übersicht zu behalten. Bisher fehlte ein handliches Buch mit konzisem Text für die tägliche Praxis, das die Anwendung der Cytostatica in der Dermatologie klar verständlich abhandelt. Es ist das Verdienst des Verfassers, das pharmakologisch schwierige Gebiet der Cytostatica und speziell deren Einsatz bei der Behandlung von Hautkrankheiten in gut lesbarer Form dargestellt zu haben. Die Ausführungen sind nicht als Handbuchartikel mit überdimensionalem Literaturverzeichnis gedacht, sondern wenden sich hauptsächlich an den praktisch tätigen oder den in der Klinik arbeitenden Dermatologen. Man spürt das Bestreben des Autors, einen sinnvollen Gebrauch der Cytostatica in unserem Fach zu fördern – aber auch auf ihre Gefahren aufmerksam zu machen.

In der deutschen wissenschaftlichen Literatur fehlte ein solches Buch bis jetzt, und dies, obwohl Cytostatica als Immunosuppressiva nicht nur in den Kliniken, sondern auch in den Fachpraxen häufig verordnet werden. Schon aus diesem Grunde wünsche ich dem Buch eine weite Verbreitung.

Der Autor, Professor Dr. Anton Luger, ist ein Schüler von A. WIEDMANN in Wien und seit 14 Jahren Leiter der dermatologischen

V

Abteilung des Krankenhauses in Wien-Lainz. Er ist ein sehr erfahrener Kliniker und auch als Wissenschaftler weit über seinen Tätigkeitskreis hinaus bekannt geworden. Er hat jetzt mit dieser für die Praxis wichtigen handlichen Monographie den Dermatologen ein brauchbares Buch in die Hand gegeben, das diese mit Gewinn intensiv benutzen werden.

Dem Springer-Verlag gebietet Dank für den Druck dieses längst notwendigen Spezialwerkes und für die einer täglichen Anwendung dienliche gute Ausstattung.

Frankfurt/M., im Dezember 1976 TH. NASEMANN

Inhaltsverzeichnis

Einleitung

Die Cytostatica sind Zellgifte, welche das Wachstum rasch proliferierender Gewebe hemmen. Eine exaktere Definition ist kaum möglich, weil sowohl der Aufbau als auch die Eigenschaften dieser Pharmaka sehr unterschiedlich sind. Selbst die Bezeichnung „Cytostatica" ist ungenau und teilweise auch irreführend, weil die meisten der in dieser Gruppe zusammengefaßten Chemotherapeutica nicht ausschließlich die Zell*kinetik* stören. Manche Autoren verwenden deshalb nur noch übergeordnete Begriffe, wie z. B. Chemotherapie des Krebses [64]. Eine antineoplastische Wirkung haben aber außer den Cytostatica auch einige Enzyme und manche Hormone. Die Hormonbehandlung ist jedoch ein eigenes in sich geschlossenes Sachgebiet (s. S. 25), und zur Bezeichnung der vorwiegend cytotoxischen Substanzen bleibt in Ermangelung eines besseren Ausdruckes nur der Begriff Cytostatica.

Die meisten Cytostatica beeinträchtigen die Zellteilung durch Schädigung von lebenswichtigen Eiweißverbindungen oder durch Störung von Stoffwechselvorgängen. Diese Wirkung trifft bei entsprechender Konzentration aber nicht nur die atypischen oder pathologischen Zellen und Zellverbände, sondern auch die normalen Gewebe mit erhöhter mitotischer Aktivität. Die zunächst gefundenen Cytostatica zeigten zwar bei verschiedenen Tumoren z. T. deutliche Unterschiede im Hemmeffekt, sie waren jedoch nicht „tumorspezifisch". Demgemäß war das Anwendungsgebiet dieser Pharmaka begrenzt und die therapeuthischen Möglichkeiten, die sie bieten konnten, schienen auf Erkrankungen mit infauster Prognose beschränkt. Gerade die Unzulänglichkeiten der Cytostatica in der Klinik regten aber die Forschung zu einer intensiven Suche nach besseren, weniger schädlichen und möglichst selektiv gegen bestimmte

Zellen wirksamen Präparaten an. Zur Zeit befindet sich die Behandlung von malignen Tumoren und Immunkrankheiten durch Chemotherapeuthica mit antineoplastischer bzw. immunosuppressiver Wirkung in einer rasanten Entwicklung, welche sich auf nahezu alle Sparten der klinischen Medizin erstreckt.

Die folgenden Ausführungen beschäftigen sich in erster Linie mit den dermatologischen Gesichtspunkten der cytostatischen Therapie und sind bemüht, die Struktur, den Angriffspunkt, den Wirkungsmechanismus, die Dosierung und die Nebenwirkungen der einzelnen Pharmaka kurz anzuführen. Allerdings ist bei einer Reihe von neueren Präparaten gerade in diesen Punkten die Forschung noch nicht abeschlossen, und das bisherige Wissen ist vielfach dürftig. In der Literatur finden sich daher bei manchen Substanzen sehr unterschiedliche Angaben über die Dosierung, die Indikationen und die Komplikationen. Solche Abweichungen können z. T. auch vorkommen, weil die Wirksamkeit der cytostatischen Behandlung meist erst eintritt, wenn die Toleranzgrenze bereits erreicht ist und die Verträglichkeit kann innerhalb weiter Grenzen schwanken.

Manche Cytostatica werden in der Dermatologie noch wenig verwendet, haben sich aber in anderen Disziplinen der Medizin bereits hervorragend bewährt, z. B. das Adriamycin. Eine kurze Erwähnung der bisherigen Erfahrungen mit solchen Medikamenten erscheint hier aber nicht nur aus Gründen der Aktualität zweckmäßig, sondern vor allem auch deshalb, weil etwaige Nebenwirkungen an der Haut, z. B. Erytheme, Purpura, Nekrosen, Hyperpigmentationen, Striae distensae, etc. gewöhnlich dem Dermatologen zur Begutachtung vorgestellt werden.

Eine exakte Trennung der Indikationen in dermatologische und nicht-dermatologische Anwendungsgebiete ist schwierig, weil viele maligne Erkrankungen, z. B. die Leukämien, der Brustkrebs und sogar das Burkitt-Lymphom mit Hautmanifestationen beginnen oder einhergehen können [22]. Zur besseren Information sind deshalb neben den dermatologischen auch andere, vorwiegend onkologische Behandlungsmöglichkeiten erwähnt.

Therapiemethoden, welche in der Dermatologie nur selten verwendet werden, wie die intraarterielle Perfusion oder das Rescue-Schema, das die Verabfolgung ernorm hoher Dosen von Amethopterin mit anschließender Gabe des Antidots Leukovorin vorsieht, oder

die Immunsuppression nach Organtransplantationen sind nur kurz
angeführt. Die Polychemotherapie befindet sich derzeit erst im Stadium der Erprobung; Vorschläge und Erfahrungsberichte gibt es
zwar schon viele, aber einheitliche Richtlinien fehlen noch und
darum ist diese Behandlungsform nur an Hand einiger Beispiele erwähnt. Auf die Photochemotherapie wird dagegen etwas ausführli-
cher eingegangen, weil sie in der Zelle anscheinend ähnliche Veränderungen bewirken kann wie manche Cytostatica.
Die vorliegende Übersicht soll durch kritische Angaben über die
pharmakologischen Grundlagen, die Indikationen, die Grenzen der
Wirksamkeit, die akuten Gefahren, die Nebenwirkungen und die
bedrohlichen Spätfolgen beitragen zu einer sinnvollen Anwendung
der Cytostatica in der Dermatologie.

Grundlagen und Voraussetzungen für eine cytostatische Behandlung

I. Angriffspunkte der Cytostatica

Fast alle cytostatischen Substanzen greifen direkt oder indirekt die Desoxyribonucleinsäure (DNA[1]) oder die Ribonucleinsäure (RNA[1]) oder deren Synthese in verschiedenen Phasen an und stören auf diese oder auf andere Weise das Wachstum und die Teilung der Zellen.

A. Der Zellteilungscyclus

der normalen menschlichen Epidermis ist in Abb. 1 dargestellt. Der Zeitraum zwischen 2 Mitosen beträgt 163 Stunden [17]. Bei Erkrankungen mit erhöhter Proliferation, z. B. der Psoriasis, läuft die Entwicklung beschleunigt ab (Tabelle 1).
Die Zellen von malignen Tumoren vermehren sich unterschiedlich rasch (Tabelle 7).

B. Der Aufbau der Desoxyribonucleinsäure (DNA)

Die DNA ist als Träger der Erbmerkmale eine der wichtigsten Substanzen der menschlichen Zelle, sie kommt fast ausschließlich in den Chromosomen der Zellkerne vor.

---

[1] Den Empfehlungen der INTERNATIONAL COMMISSION on BIO-CHEMICAL NOMENCLATURE 1965 entsprechend sollen auch im deutschen bei wissenschaftlichen Publikationen die englischen Abkürzungen für die Nukleinsäuren DNA und RNA verwendet werden [23].

Tabelle 1. Zellteilungscyclus in normaler und psoriatischer Epidermis [nach 17]

Phase	Dauer in Stunden	
	Normale Epidermis	Psoriatische Epidermis
G_1	146	25
S	8,5	8,5
G_2	7,5	4
M	1	0,3
Gesamtdauer: Stunden	163	37,8
Tage	6,7	1,6

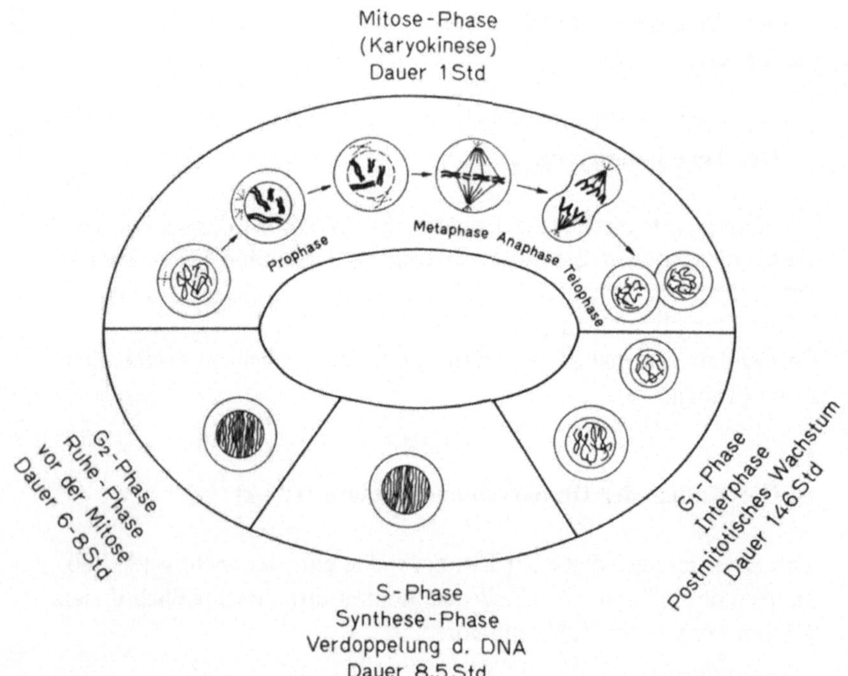

Abb. 1. Zellteilungszyklus der normalen menschlichen Epidermis [nach 17, 25, 29, 51 u. 81]

Die chemische Struktur der DNA erinnert an eine Leiter (Abb. 6),
die nach Art einer Wendeltreppe um eine zentrale Achse gewunden
erscheint (Abb. 8). Die Holme bestehen aus einem Zucker(2-Deso-
xy-D-ribose)-Molekül und aus Phosphorsäure, die Sprossen aus den
Purinbasen Adenin und Guanin sowie aus den Pyrimidinbasen Cytosin und Thymin (Abb. 2, 3, 4, 5, 6). Einem Thymin steht immer
ein Adenin gegenüber und einem Cytosin ein Guanin (Gesetz der
Basenpaarung). Die gesamte genetische Information ist durch die
Aufeinanderfolge der Purin- und Pyrimidinbasen bestimmt.
Im Verlaufe der Zellteilung trennen sich die beiden Stränge der
DNA und für jeden von diesen „Eltern"-Strängen wird unter dem
Einfluß der DNA-Polymerase ein neuer Kompelementärstrang syn-
thetisiert, wobei das Gesetz der Basenpaarung gewahrt bleibt (Abb.
7, 8). Auf diese Weise (semikonservative Replikation) werden die
Erbmerkmale auf die neugebildete DNA übertragen.

C. Die Ribonucleinsäure (RNA)

Die Doppelstränge der DNA dienen als Matrizen für die Bildung
der RNA (Transcription). Auch der umgekehrte Vorgang, eine
DNA-Synthese nach dem RNA-Muster ist möglich, das entsprechende Ferment, eine RNA-abhängige DNA-Polymerase wurde
1970 entdeckt [63]. Während der RNA-Synthese ordnen sich die
Purin- und Pyrimidinbasen komplementär zum Vorbild des DNA-
Stranges an, d. h. einem Guanin im DNA-Strang steht ein Cytosin
im RNA-Strang gegenüber und einem Adenin würde ein Thymin
entsprechen. In der RNA ist jedoch das Thymin durch Uracil und
die 2-Desoxy-D-ribose durch D-Ribose ersetzt.
Die Messenger-RNA (mRNA) tritt aus dem Kern aus, lagert sich
an die Ribosomen und dient dort nun selbst als Vorlage für die
Proteinsynthese (Translation), wobei die Transfer-RNA (tRNA) die
erforderlichen Aminosäuren herantransportiert. Ein Gemisch von
mehreren tRNA-Ketten wird auch als lösliche (soluble) oder sRNA
bezeichnet.
Das tRNA-Molekül ist relativ klein und enthält 70–80 Purin-Pyri-
midin-Basen, die mRNA besteht aus mehreren hundert Nucleoti-
den. (Nucleotide sind Verbindungen von Purin- oder Pyrimidinbasen mit D-Ribose-Phosphorsäure.) Im Makromolekül der DNA
sind etwa 5 Mill. Basen enthalten [23].

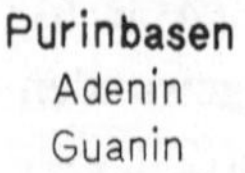

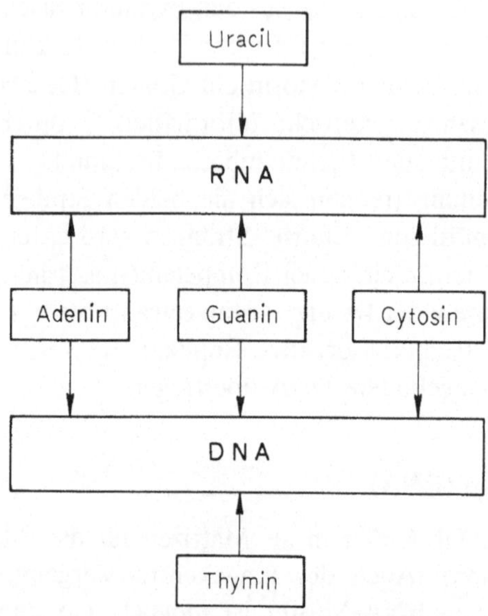

Abb. 2. Nucleinbasen der RNA und der DNA

D. „Repair"-Mechanismus

Kleinere Schäden in einem DNA-Strang können durch einen enzymatischen „Repair"-Mechanismus erkannt, entfernt und ausgebessert werden. Die gegenüberliegende Kette muß allerdings intakt sein, weil sie als Vorlage für das zu ersetzende Stück dient. Eine DNA mit mehr als 10 Schäden ist nicht mehr brauchbar und wird eliminiert. Das Funktionieren dieses Reparatur-Systems konnte bei Schädigung der DNA durch ultraviolette Strahlen nachgewiesen werden („Dark-Repair"-Literatur bei 43). Bis zu einem gewissen Grad können auch Veränderungen der DNA durch cytotoxische Substanzen wieder ausgebessert werden.

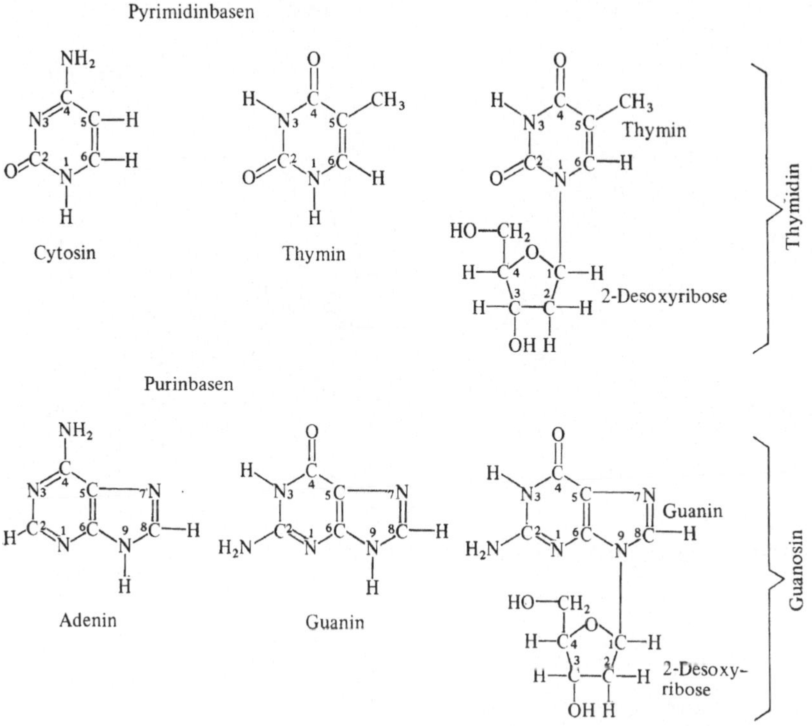

Pyrimidinbasen

Cytosin   Thymin   Thymin

2-Desoxyribose   Thymidin

Purinbasen

Adenin   Guanin   Guanin

2-Desoxyribose   Guanosin

Abb. 3. Die Purin- und Pyrimidinbasen der DNA sowie deren Bindung an Desoxyribose

E. Die Bedeutung der DNA und der RNA

Die DNA und die RNA sind die Schlüsselsubstanzen für die Entstehung eines neuen Organismus und für die Erhaltung einer Species. Jeder irreperable Schaden in der DNA führt entweder zum Untergang des Moleküls oder zu bleibenden Veränderungen (Mutation). Fehler in der RNA sind weniger bedrohlich, weil schadhafte Ketten eliminiert und neue intakte Moleküle nach dem DNA-Muster gebildet werden.

Eine DNA-Synthese nach einer RNA-Matrize ist nur teilweise möglich, weil die RNA-Ketten viel kürzer sind als die DNA-Stränge.

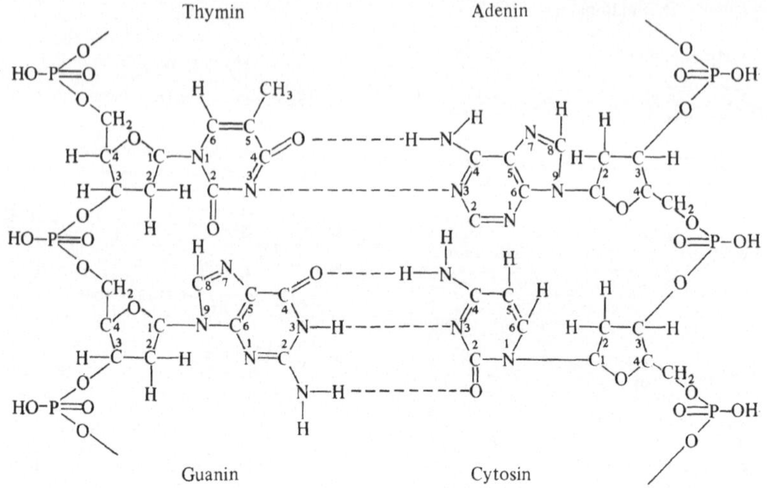

Abb. 4. Ausschnitt aus einem DNA-Molekül

F. Immunosuppressive Wirkung

1. Mechanismus der Immunreaktionen

Spezifische Immunreaktionen beginnen nach dem Zusammentreffen eines Antigens mit immunkompetenten Zellen in Blut und Lymphe. Der erste Schritt zum „Erkennen" der Fremdsubstanz und deren Aufbereitung findet in mononucleären Phagocyten, in Monocyten, im Blut sowie in den Makrophagen im Gewebe oder durch direkten Kontakt mit kleinen „virginellen" Lymphocyten statt. Die weitere Verarbeitung erfolgt in lymphoiden Zellen. Der menschliche Organismus synthetisiert pro Minute ca. 10^7 neue Lymphocyten und 10^{15} neue Antikörper in 1 kg Gewebe (Thymus, Knochenmark, Milz) [56].

Man unterscheidet zwei Reaktionsformen des immunkompetenten Systems: die celluläre und die humorale Immunität.

a) Die celluläre Immunität kommt zustande durch Antigenkontakt mit kleinen, vom Thymus beeinflußten Lymphocyten, den

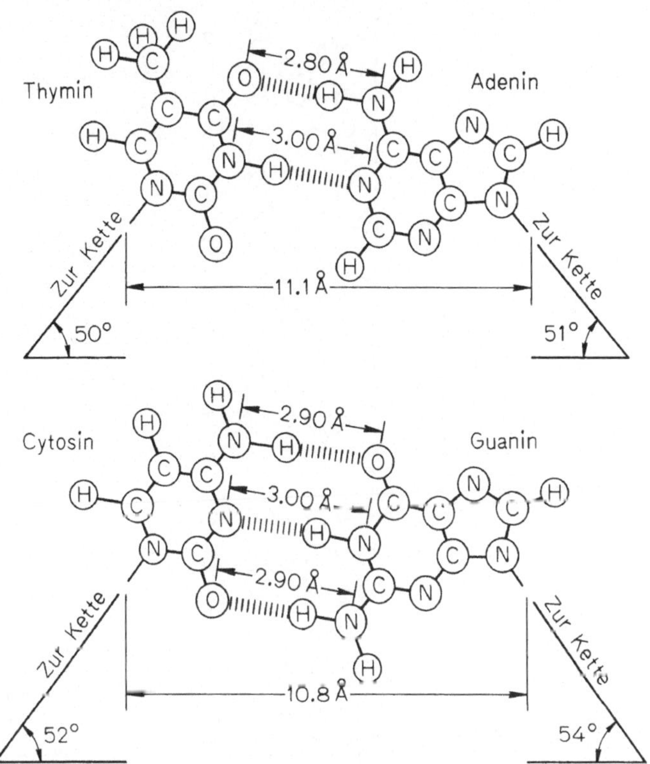

Abb. 5. Bindung und Lagerung der Basenpaare in der DNA-Helix [63]

T-Zellen. Je länger der Antigenkontakt dauert, desto mehr antigen-
geprägte T-Zellen proliferieren und produzieren Immunocyten, die
Träger der cellulären Immunität, zu deren cutanen Manifestationen
cytergische Spätreaktionen vom Tuberculintyp, z. B. allergische Ek-
zeme oder hyperergische granulomatöse Reaktionsformen gehören.
Nach der Eliminierung des Antigens bleiben Populationen (= Klo-
ne) dieser antigengeprägten Zellen, die Gedächtniszellen (memory
cells) zurück, erkennen bei neuerlicher Antigenzufuhr die Fremdsubstanz wieder, proliferieren und lösen in zunehmender Intensität
weitere Immunreaktionen aus.
Maligne Neoplasien können direkt oder indirekt mit Hilfe von tumorassoziierten Antigenen celluläre Abwehrmechanismen auslösen

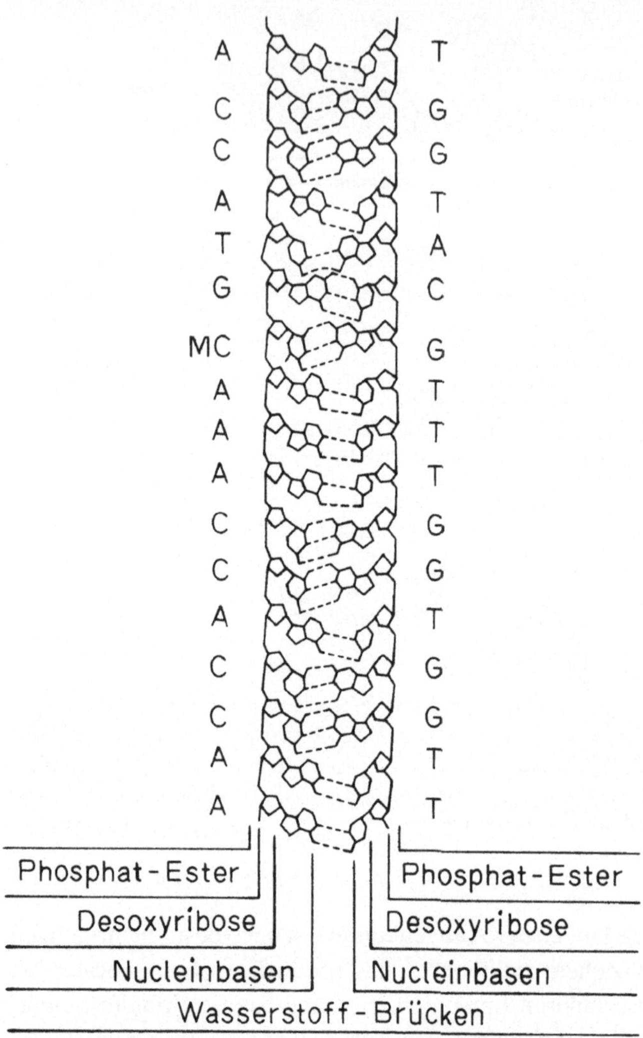

Abb. 6. Schematische Darstellung eines Abschnittes aus einem DNA-Strang [80] (A=Adenin; C=Cytosin; G=Guanin; T=Thymin)

[48]. Die antigengeprägten T- und K-(Killer)-Zellen sowie Makrophagen können durch Interaktion mit Tumorzellen cytotoxische Reaktionen hervorrufen (Tumor-Immunität).

Solche Vorgänge sind wesentlich an der Elimination von Tumorzellen und der Abstoßung von Organtransplantaten beteiligt. Bei T-

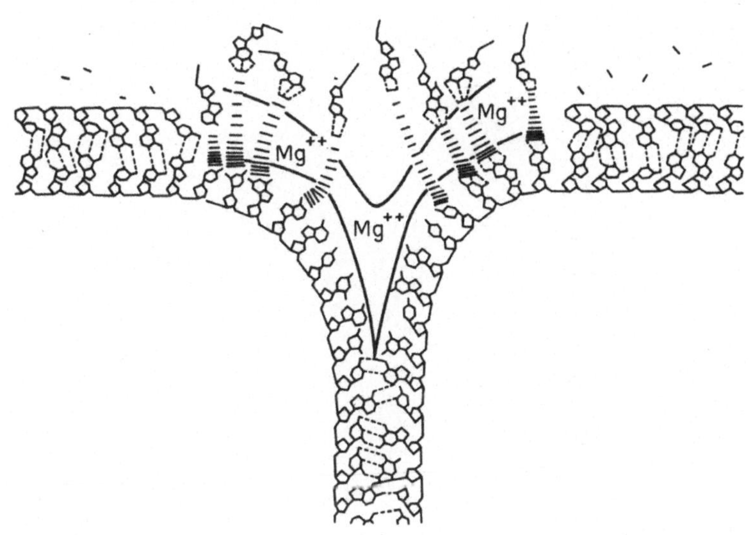

Abb. 7. Schematische Darstellung der semikonservativen DNA-Replikation [80]

Zelldefekten sind deshalb Carcinome und maligne Retikulosen gefürchtete Spätkomplikationen [65].

Eine maligne Proliferation der T-Zellen findet sich bei Sezary-Syndrom, bei malignem Thymom (das häufig mit einer Myasthenia gravis, manchmal auch mit einer primär chronischen Polyarthritis, einer immunhämolytischen Anämie, einer Hyperthyreose und einer Myokarditis vergesellschaftet sein kann), ferner bei manchen Formen von Retikulosen sowie bei etwa 10% der Lymphosarkome und der akut verlaufenden Lymphoblasten-Leukämien. Auch bei Morbus Hodgkin finden sich im Gewebe um die typischen Riesenzellen vorwiegend Elemente der T-Zellenreihe [65].

Ein phasenhafter Wandel wurde im Verlaufe der Mycosis fungoides beobachtet: Während des Infiltrationsstadiums verhielten sich bis zu 50% der Rundzellen im Infiltrat wie T-Lymphocyten, während des Tumorstadiums sank dieser Wert auf 10% ab [13].

Immunstimulation. Versuche, die cellulären Abwehrmechanismen durch spezifische homologe Gewebsextrakte oder durch unspezifische Antigene, z. B. durch BCG-Impfstoff, anzuregen, haben bei

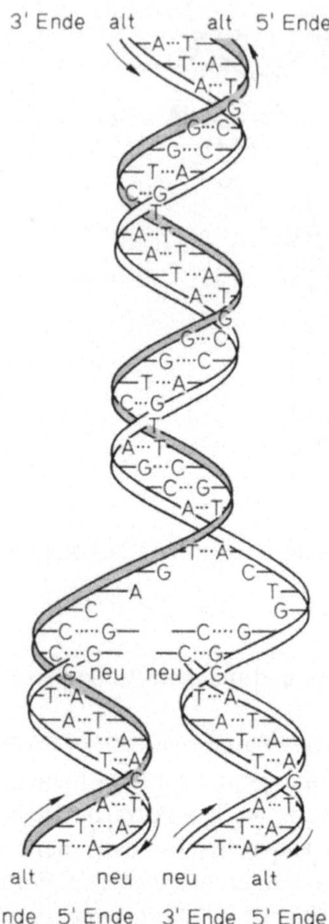

Abb. 8. Schema der semikonservativen DNA-Replikation [63] (A = Adenin; C = Cytosin; G = Guanin; T = Thymin)

einigen Patienten mit metastasierenden Melanomen zu einer Rückbildung oder Abstoßung des Tumorgewebes geführt. Klinische und experimentelle Studien über weitere Möglichkeiten und über die Mechanismen der Immunstimulation sind im Gange, bisher liegen aber außer Einzelbeobachtungen noch keine Ergebnisse vor.
Tumor-„escape"-Reaktionen können als Folge einer Hemmung der

cellulären Immunreaktionen auftreten und begünstigen das Wachstum von Malignomen. Eine solche Hemmung kann durch Immunosuppression (z. B. Fehler in der Anwendung oder Dosierung von Cytostatica), durch Verlust der tumorassoziierten Antigene oder durch blockierende Faktoren (Tumorantigene?) ausgelöst werden [48].

b) Die humorale Immunität. Eine zweite Zellart, die B-Lymphocyten, tragen an ihrer Oberfläche spezifische, gegen bestimmte Antigene gerichtete Immunglobuline (= Antikörper). Eine Differenzierung der B-Lymphocyten zu Immunglobulin-produzierenden Plasmazellen führt zu einem Anstieg der im Serum zirkulierenden Antikörper der Gruppen IgE, IgA, IgM, IgG und IgD.

Sofortreaktionen wie z. B. der anaphylaktische Schock, eine Urticaria oder ein Asthma-Anfall treten bei Antigen-Kontakt mit spezifischen Immunglobulinen der Gruppe IgE auf.

„Verzögerte" Sofortreaktionen, z. B. die Serum-Krankheit, das Arthus-Phänomen oder die Vasculitis „allergica", kommen durch das Zusammentreffen der entsprechenden Antigene mit Immunglobulinen der Klassen IgG und IgD zustande [50].

Eine maligne Proliferation des B-Zellsystems liegt vor, bei der Kahlerschen Krankheit (multiples Myelom = Plasmocytom), bei der Leichtkettenkrankheit (Bence-Jones-Myelom), der Schwerkettenkrankheit (Franklin's Disease), der Makroglobulinämie (Waldenström) [65] sowie bei chronischen lymphatischen Leukämien, Burkitt-Lymphomen und bei der Brill-Symmers-Krankheit [38].

Bei *Autoimmunkrankheiten* treten zirkulierende, gegen körpereigene Gewebe gerichtete Antikörper auf (z. B. Anti-DNA-Immunglobuline bei systemischen Erythematodes = antinucleäre Faktoren). Die auslösenden Ursachen für die Produktion solcher Auto-Antikörper sind vielfältig und z. T. noch unbekannt. Mögliche Ursachen für das Zustandekommen derartiger Pathomechanismen sind im folgenden kurz angeführt.

Bakterien, Viren, Pharmaka, chemische oder physikalische Faktoren können wahrscheinlich in den Zellen mancher Gewebe geringfügige Strukturunterschiede bewirken, welche immunkompetente Zellen zur Bildung von Immunglobulinen anregen. Diese Antikörper greifen dann nicht nur die veränderten Proteine, sondern auch das unveränderte Muttergewebe an.

Außerdem können genetische Anomalien, Irrtümer der immunkompetenten Zellen, das Nichterkennen bzw. das Fremderkennen
körpereigener Substanzen, abnorme Kreuzreaktionen im Ablauf
spezifischer Antigen-Antikörper-Kontakte sowie ein falscher „Wie-
dererkennungsmechanismus" und das Auftreten von „forbidden
clones" mögliche Ursachen für das Vorkommen von Autoimmunkrankheiten sein.

2. Angriffspunkte der Immunosuppressiva

Der Ablauf der Immunreaktion und die Angriffspunkte immunosuppressiv wirksamer Substanzen sind in Abb. 9 schematisch dargestellt.

Die Corticosteroide sind in diesem Zusammenhang besonders erwähnt, weil sie (ebenso wie das Antilymphocytenserum) die Lymphocyten angreifen, darüber hinaus aber auch noch die Immunvor-
gänge in allen Phasen von der Antigenerkennung bis zur Erfolgsre-
aktion hemmen. Außerdem unterdrücken die Steroide die sekundär
freigesetzten Mediatoren und hemmen dadurch die Pathomechanismen, die zur allergischen Entzündung führen. Die Indikation zur
Anwendung dieser Substanzen ist daher praktisch bei allen Immu-
nopathien gegeben und die therapeutischen Erfolge bleiben nur bei
wenigen Erkrankungen dieser Gruppe aus. In solchen Fällen oder
nach Eintreten einer Resistenz, bzw. zur Vermeidung von Steroid-
schäden bei Patienten, welche hohe Erhaltungsdosen benötigen, ist
eine Verringerung des Bedarfes oder ein Ersatz dieser Präparate
durch andere immunosuppressiv wirksame Substanzen, z. B. Cytostatica, möglich.

II. Dosierung

Die Dosierung der Cytostatica ist in mg angegeben, die Tagesdosis
in mg/die, die in größeren Abständen zu verabfolgenden Mengen in
mg/Woche oder in mg/Monat. Besonders hohe Einzeldosen oder
kurzdauernde, hochdosierte Behandlungsformen sind als Stoßtherapie bezeichnet.
Die Gesamtdosis ist bei manchen Präparaten gesondert erwähnt.

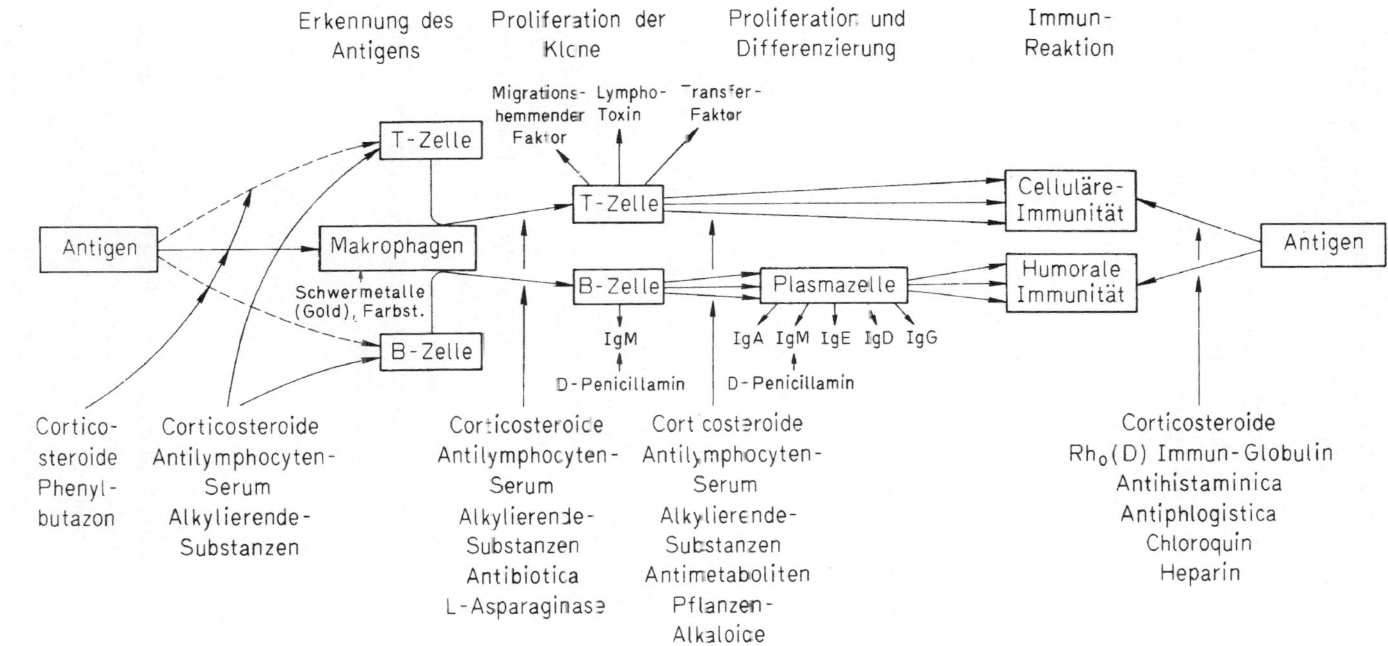

Abb. 9. Ablauf der Immunreaktion und Angriffspunkte der Immunosuppressiva [vereinfachte Darstellung nach 64, 65, und 69]

In Fällen, wo höhere Einzel- oder Gesamtdosen benötigt werden,
ist die Menge manchmal nicht in mg, sondern in Gramm (g) ausge-
drückt.

Eine bessere Anpassung der Behandlung an die Erfordernisse der
einzelnen Patienten ist durch Angabe der Dosis in mg pro Kilo-
gramm Körpergewicht (mg/kg) oder in mg pro Quadratmeter Körperoberfläche (mg/m^2) möglich.

Die Körperoberfläche kann durch die Formel von Du BOIS und Du
BOIS:

$$0 = G^{0,425} \cdot H^{0,725} \cdot 71,84 \quad \text{oder}$$
$$\log 0 = \log G \cdot 0,425 + \log H \cdot 0,725 + 1,8564$$

$0 = $ Körperoberfläche in cm^2
$G = $ Körpergewicht in kg
$H = $ Körperlänge in cm

oder mit Hilfe eines Nomogrammes (Abb. 10) ermittelt werden.
Die Dosisbestimmung auf Grund der Körperoberfläche ergibt besonders für Kinder korrektere Werte als die Angabe in mg/kg.

Für fettleibige Menschen sind die Dosen sowohl in mg/kg als auch
in mg/m^2 zu hoch. Deshalb ist es zweckmäßig, bei solchen Patienten
etwas geringere Mengen zu verabfolgen [16].

Alle Dosisangaben sollen als Empfehlung gewertet werden. Die tat-
sächlich benötigte und zumutbare Menge muß in jedem einzelnen
Fall vom Arzt den individuellen Gegebenheiten entsprechend verordnet werden. Meist lassen die angeführten Dosen ohnehin einen
erheblichen Spielraum frei. Die erste Gabe soll stets eher niedrig
sein, später kann sich dann die Medikation den jeweiligen Erforder-
nissen anpassen und soll innerhalb vertretbarer Grenzen einen optimalen therapeutischen Effekt anstreben.

III. Toxizität

Alle Cytostatica verursachen im Verlaufe der Therapie bei entsprechender Dosierung mehr oder minder bedrohliche toxische Komplikationen. Eine wesentliche Voraussetzung für die Übernahme der

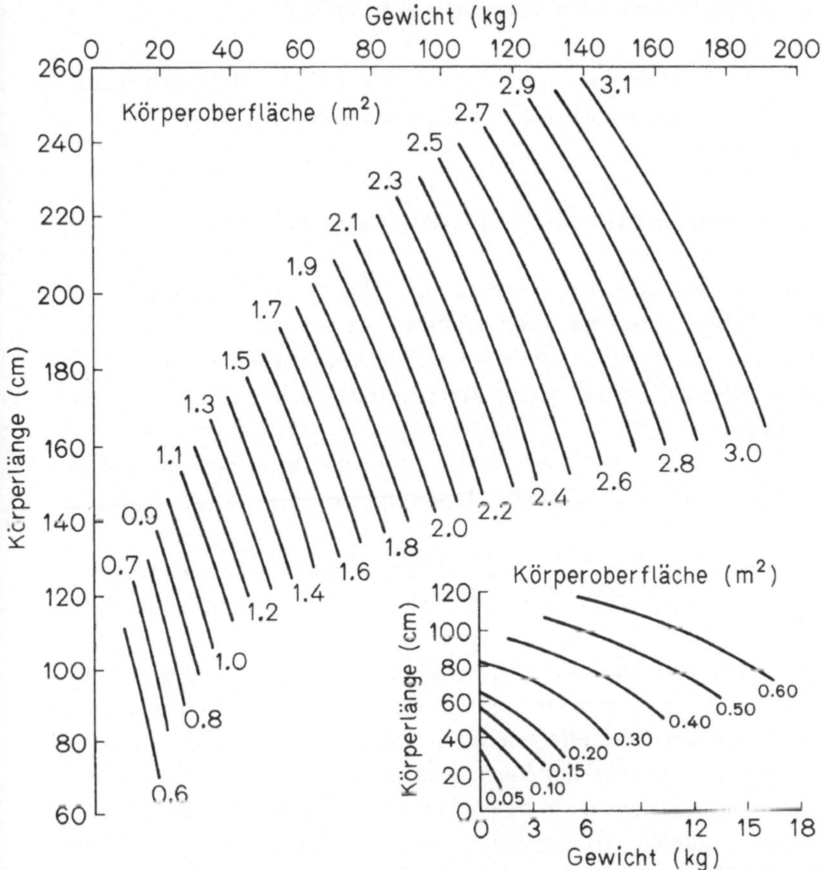

Abb. 10. Nomogramm zur Berechnung der Körperoberfläche aus den Richtlinien der Paul-Ehrlich-Gesellschaft für Chemotherapie [16, 36, 69]

Verantwortung, welche eine cytostatische Behandlung mit sich bringt, ist daher die genaue Kenntnis der Nebenwirkungen, der Kontraindikationen und der während einer solchen Therapie erforderlichen Kontrolluntersuchungen.

Mit dem Eintritt der Wirksamkeit, bei manchen Präparaten unmittelbar nach der Verabfolgung (z. B. alkylierende Substanzen), bei anderen nach einigen Stunden oder Tagen (z. B. Antimetaboliten) können bereits die ersten Komplikationen auftreten.

A. Akute, toxische oder allergische Reaktionen

können sich in Form von Erbrechen, Übelkeit, Frösteln, Schwitzen, Fieber oder als Schockzustände bemerkbar machen.

B. Subakute und chronische Intoxikationserscheinungen

treten einige Tage oder Wochen nach Beginn der Behandlung auf. Die häufigsten Nebenwirkungen dieser Art sind:

1. eine Knochenmarksdepression, welche sich gewöhnlich als Leukopenie oder als Thrombocytopenie (Purpura), selten als Anämie manifestiert.

2. Ein anagenes, meist reversibles Effluvium, kann bei länger dauernder Therapie oder hoher Dosierung in eine diffuse Alopecie übergehen.

3. Pigmentablagerungen in der Haut kommen nach Anwendung mancher Präparate (z. B. Busulfan) häufiger vor, sind aber im allgemeinen selten.

4. Erosive oder ulceröse Defekte an den Schleimhäuten des Mundes und des Digestionstraktes entstehen als Folge einer Behinderung der normalen Epithelregeneration. Nach langdauernder Therapie kann es zur *Atrophie* der Mucosa im Darm- und Analgebiet und zur *aregeneratorischen Enteropathie* kommen. Klinische Symptome sind Appetitlosigkeit, Bauchschmerzen, Resorptionsstörungen und Durchfälle.

5. Die Hemmung der Ovulation und der Spermatogenese führt manchmal zur irreversiblen Azoospermie und zum bleibenden Ausfall der Ovulation.

C. Spätschäden

1. Hepatotoxische Nebenwirkungen können zunächst eine Steatose, später auch eine Fibrose und eine Cirrhose hervorrufen.

2. Alle Cytostatica wirken teratogen. Eine Behandlung mit solchen Substanzen darf daher nur begonnen werden, wenn das Vorliegen einer Schwangerschaft mit Sicherheit ausgeschlossen werden kann. Während und nach der Therapie ist eine Konzeption unbedingt zu vermeiden (Ovulationshemmer).

3. Eine Schädigung der DNA in den Spermatozoen kann gleichfalls Fehlbildungen oder Mißbildungen zur Folge haben. Die männlichen Patienten sollen deshalb ebenso wie die Frauen darauf aufmerksam gemacht werden, daß während und bis etwa 18 Monate nach Ende einer cytostatischen Therapie Vorkehrungen zur Vermeidung der Zeugung getroffen werden müssen.

4. Die mutagene Wirkung der Cytostatica auf die DNA der Zelle hat auch einen onkogenen Effekt zur Folge. Die Neoplasmen manifestieren sich allerdings (wie dies bei Arsen oder Strahlencarcinomen ausführlich dokumentiert wurde – Literatur bei 41, 43, 45) gewöhnlich erst lange Zeit (Jahre) nach dem Einwirken der Noxe. Die Entwicklung maligner Spätfolgen kommt außerdem (ähnlich wie die Strahlencarcinome) nach protrahierter Verabfolgung kleiner Mengen (immunosuppressive Therapie) anscheinend häufiger vor als nach kurzdauernder Behandlung mit hohen Dosen.

D. Indirekte Nebenwirkungen der Cytostatica

1. Der immunosupressive Effekt ist, wie erwähnt, die Folge einer Schädigung bzw. einer Hemmung des lymphatischen Systems. Dadurch sind auch die natürlichen Abwehrmechanismen gestört und die Patienten sind während einer cytostatischen Therapie für Infektionen mit Bakterien, Viren und Pilzen besonders anfällig.

Die immunosuppressive Behandlung begünstigt anscheinend insbesonders Infektionen mit dem Cytomegalie-Virus [21], dem Herpesvirus hominis [67], und bei Kindern war ein vermehrtes Auftreten von Warzen und Herpes zoster zu beobachten [72].

Relativ harmlose Infektionskrankheiten können unter Umständen lebensgefährlich verlaufen. LOWRY [38] berichtet über ein Kind, das wegen eines nephrotischen Syndroms mit Cyclophosphamid behandelt wurde, interkurrent an Masern erkrankte und verstarb. Ähnliche fatale Beobachtungen wurden bei Infektionen mit Viren der Herpes Zoster, der Varicellen und der Cytomegalie-Gruppe, ferner bei Pneumonien (relativ häufig kommt die ansonsten seltene interstitielle plasmacelluläre Pneumonie durch Pneumocystis carinii vor

– Behandlung: Pentamidin – S. 76) sowie bei Candida- und Coccidioidomykosen gemacht [Literatur bei 68].

WEGMANN [71] fand bei 60 Autopsien von Patienten, welche nach einer Nierentransplantation und immunosuppressiver Therapie verstorben waren, in 6 Fällen eine Pilzinfektion als Todesursache. Manche Behandlungsformen müssen deshalb in einem „sterilen Zelt" durchgeführt werden.

2. Cytostatische Präparate verstärken meistens die Wirkung von ionisierenden Strahlen und können auch manchmal *Nekrosen in vorher bestrahlten Geweben* verursachen.

3. Das Zugrundegehen vieler Zellen kann ein *Ansteigen des Harnsäurespiegels,* in weiterer Folge eine *Harnsäurenephropathie* und schließlich ein *Nierenversagen* bewirken.

4. Die Stoffwechselprodukte mancher Zytostatika (z. B. des Cyclophosphamids) können gleichfalls Störungen, z. B. eine *abakterielle, hämorrhagische,* manchmal tödlich verlaufende *Cystitis* hervorrufen.

5. Das Cyclophosphamid wurde angeblich zum Scheren von Schafen verwendet [38]. Die Qualität der Schafwolle bleibt dabei sicherlich unbeeinflußt, aber ebenso sicher müssen Menschen vor dem Genuß des Fleisches solcher Tiere geschützt werden.

Die Frequenz und die Schwere der einzelnen Symptome sind abhängig von den Eigenschaften der verschiedenen Cytostatica, von der Dosis, in der sie verabfolgt werden, und von der Dauer der Behandlung. Manche Präparate können auch noch andere Schäden hervorrufen (Bleomycin verursacht z. B. manchmal eine Lungenfibrose und Anthracycline wirken unter Umständen kardiotoxisch); entsprechende Hinweise auf solche Gefahren sind bei der Besprechung der betreffenden Substanzen gesondert erwähnt.

Das häufige, nahezu regelmäßige Auftreten der im folgenden angeführten Nebenwirkungen gestattet eine Verabfolgung der Cytostatica nur nach Ausschluß von Kontraindikationen und erfordert eine ständige Überwachung des Patienten während der Therapie.

E. Kontraindikationen einer cytostatischen Therapie

1. Nierenfunktionsstörungen.
2. Leberfunktionsstörungen, aktive oder eben überstandene Hepatitis, Cirrhose.

3. Knochenmarksschäden, schwere Anämie, Lymphocytopenie und
   Thrombocytopenie.
4. Chronische Gastroenteritis und Ulcera im Magen-Darm-Bereich.
5. Akute (z. B. Grippe) und chronische Infekte, z. B. Tuberkulose
   oder Pyelonephritis.
6. Schwangerschaft.
7. Alkoholismus.

F. Untersuchungen vor Beginn einer cytostatischen Behandlung
(Ausschluß einer Kontraindikation)

1. Komplettes Blutbild: Zahl der Erythrocyten, Leukocyten,
   Thrombocyten, Differentialblutbild, Blutkörperchen-Senkungs-
   geschwindigkeit und Hämoglobinbestimmung.
2. Nierenfunktionsprüfung.
   a) Harnanalyse: Eiweiß, Zucker, Sediment.
   b) Untersuchung des Blutserums:
      α) Rest-Stickstoff (RN, NPN).
      β) Harnstoff-Stickstoff (BUN).
      γ) Kreatinin.
      δ) Harnsäure.
   c) Kreatinin-Clearence.
3. Leberfunktionsproben: GOT, GPT, alkalische Phosphatase,
   Gamma-GT.
4. Lungen-Röntgen, vor einer Bleomycin-Behandlung auch Lun-
   genfunktionsprobe.
5. Magen-Darm-Röntgen.
6. Evt. Leberbiopsie.

G. Kontrollen während der Behandlung

1. Blutbild. Die Zahl der Leukocyten und der Thrombocyten soll
zunächst 2–3 mal pro Woche, später einmal wöchentlich kontrolliert
werden. Bei gut eingestellter Langzeittherapie können die Abstände
manchmal auch auf 2–3 Wochen ausgedehnt werden.
2. Die Nierenfunktion muß zu Beginn der Therapie monatlich
einmal, später im Abstand von 2–3 Monaten überprüft werden.

3. Die Kontrolle der Leberfunktionsproben (GOT, GPT, alkalische Phosphatase, γ-GT) ist anfangs einmal pro Woche, später im Abstand von 2–4 Wochen notwendig.

Während einer Langzeitbehandlung oder bei pathologischen Leberfunktionsproben im Serum und einer vitalen Indikation zur cytostatischen Behandlung kann auch eine Leberpunktion erforderlich sein.

4. Röntgenuntersuchungen der Lunge sollen, falls keine klinischen Symptome vorhanden sind, einmal jährlich durchgeführt werden.

Während einer Bleomycin-Behandlung muß in regelmäßigen Abständen auch die Lungenfunktion überprüft werden.

Jede cytostatische Therapie soll nach Möglichkeit stationär begonnen werden, weil eventuelle Nebenwirkungen durch ständige Beobachtung sogleich festgestellt und behandelt werden können. Bei guter Verträglichkeit des Präparates kann die Therapie dann auch ambulant fortgesetzt werden. Im Verlauf einer Langzeitbehandlung, wie sie z. B. bei Autoimmunkrankheiten notwendig ist, soll das Cytostaticum nach Möglichkeit parenteral gegeben werden. Dadurch sind Dosierungsfehler weitgehend ausgeschlossen, der Patient ist außerdem gezwungen regelmäßig den Arzt aufzusuchen, und damit ist auch die notwendige Überwachung gewährleistet.

Die Cytostatica

Einteilung

Eine zufriedenstellende Einteilung der cytotoxischen Substanzen gibt es nicht.

Ursprünglich unterschied man vier Gruppen:

A. Teilungsgifte
1. Spindelgifte (z. B. Colchicin)
2. Ruhekerngifte (alkalierende Substanzen)
B. Antiwuchsstoffe (Antimetaboliten)
C. Hormone (Keimdrüsenhormone, ACTH, Cortison)
D. Radioaktive Substanzen.
(z. B. ^{32}P, ^{76}As, ^{131}J, ^{198}Au, u. a.)

Die beiden letzten Gruppen werden nicht zu den Cytostatica im engeren Sinne gezählt.

Die Behandlung mit radioaktiven Isotopen gehört in das Gebiet der Strahlentherapie.

Die Hormone, vor allem die Androgene und die Oestrogene, können geschlechtsgebundene Neoplasien beeinflussen und werden deshalb auch seit langem mit gutem Erfolg in der Tumorbehandlung verwendet. Die Glucocorticosteroide haben eine beinahe spezifische [69] Hemmwirkung auf das lymphatische System, ohne das Knochenmark zu schädigen und bewähren sich in der Therapie von Retikulosen sowie von Hämoblastosen, vor allem aber als Immunosuppressiva. Die Hormone sind jedoch im menschlichen Organismus gebildete biologische Wirkstoffe und keine Cytostatica, ihre Anwendung erfolgt nach anderen Gesichtspunkten und unter anderen Voraussetzungen als die Verabreichung von cytotoxischen Chemotherapeutica. In der vorliegenden Abhandlung werden die Hormone deshalb nicht oder nur am Rande erwähnt, wenn sie gemeinsam mit cytostatisch wirksamen Präparaten z. B. im Rahmen der Polychemotherapie zur Anwendung gelangen.

Dem derzeitigen Stand der Entwicklung entsprechend bewährt sich am ehesten eine Einteilung der Cytostatica in 5 Gruppen:

  I. Alkylierende Substanzen
 II. Antimetaboliten
III. Pflanzenalkaloide
IV. Antibiotica
 V. Andere Substanzen

Die einzelnen Abschnitte enthalten Präparate, deren Struktur zum Teil gemeinsame Merkmale aufweist (Gruppe I) oder deren Wirkungsmechanismus in mancher Beziehung vergleichbar ist (Gruppe I und II). Im dritten, vierten und fünften Teil finden sich verschiedene Substanzen, welche ursprünglich aus Pflanzen (Gruppe III) bzw. aus Pilzen (Gruppe IV) gewonnen wurden, oder so heterogen sind, daß sie unter keinen der angeführten Sammelbegriffe eingeordnet werden können (Gruppe V).

I. Die alkylierenden Substanzen (Radiomimetica)

Struktur. Die chemischen Formeln der in dieser Gruppe zusammengefaßten Präparate (Tabelle 2) enthalten als Charakteristikum die Alkylgruppen. Als Alkyle bezeichnet man geradkettige verzweigte oder ringförmige Kohlenwasserstoffradikale, welche mit anderen Molekülen Verbindungen eingehen. Alkyle sind z. B. $CH_3 -$ oder $- CH^2 - CH_3$, etc. Solche Gruppen finden sich allerdings an sehr vielen Verbindungen, welche nicht zu den Alkylantien gehören. Die Problematik der Abgrenzung alkylierender Substanzen von mehr oder weniger verwandten Präparaten ist auf S. 38 angeführt.
Wirkungsmechanismus. Die Radiomimetica besitzen die Fähigkeit zu alkylieren, d. h. ihre Alkylgruppen auf biologisch wichtige Zellbestandteile zu übertragen und damit deren Funktion zu beeinträchtigen. Bevorzugter Angriffspunkt sind die Nucleinbasen der Desoxyribonucleinsäure (Abb. 11 und 12).

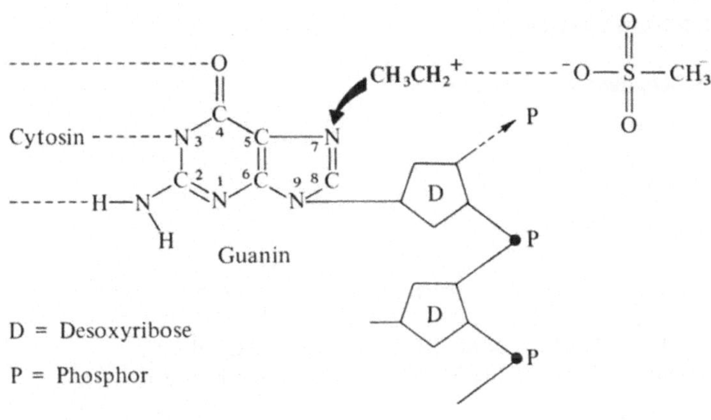

D = Desoxyribose

P = Phosphor

Abb. 11. Beispiel einer Alkylierung [nach 25]

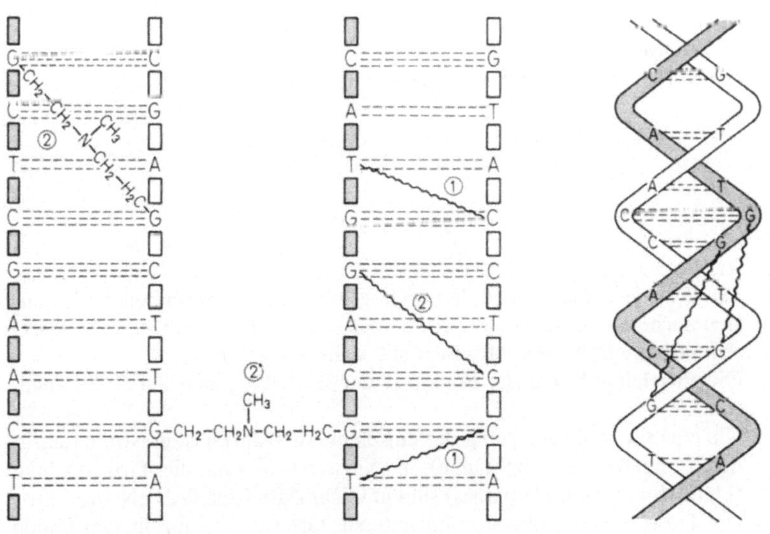

Abbl. 12. Abnorme Bindungen im DNA-Molekül und zwischen DNA-Ketten durch alkylierende Substanzen [nach 25, 55 und 64]

Tabelle 2. Alkylierende Substanzen[a]

I. Stickstofflost-Derivate

A. Aliphatische Verbindungen

$$CH_3-N \begin{cases} CH_2-CH_2Cl \\ CH_2-CH_2Cl \end{cases}$$

1. Methyl-bis-(2-chloräthyl)-amin = *Chlormethin* = *Mechlorethamin* = *N-Lost* (CARIOLYSINE, CHLORAMIN, DICHLOREN, MUSTAR-GEN, NITROGEN-MUSTARD, STICKSTOFFLOST)
Dosis: 0,015–0,07 mg/kg/die i. v., 20–50 mg/Monat (S. 39).

$$CH_3-N=O \begin{cases} CH_2-CH_2Cl \\ CH_2-CH_2Cl \end{cases}$$

2. Methyl-bis-(2-chloräthyl)-aminoxyd = *N-Oxyd-Lost* (MITOMEN, NITROMIN)
Dosis: 0,4–1,5 mg/kg/die i. v. Gesamtdosis etwa 700 mg (S. 40).

---

[a] Die Tabelle enthält neben den wichtigsten, derzeit verwendeten Alkylantien auch eine Reihe von neueren, noch in Erprobung stehenden Präparaten und erhebt keinen Anspruch auf Vollständigkeit.
Die Problematik und die Prinzipen der Einteilung sind auf S. 38 angeführt.
Die chemische Bezeichnung der einzelnen Substanzen ist in Normalschrift der Freiname (generic name) in *Kursivschrift* und die Firmennamen (Handelsnamen, trade names) sind in GROSSBUCHSTABEN angeführt.
Die Dosis gibt die oberste und unterste Grenze an, Einzelheiten finden sich im Text.
Manche Angaben sind nicht ganz vollständig, dies trifft hauptsächlich für Präparate zu, welche entweder kaum verwendet werden oder noch nicht genügend erprobt sind.
Die allgemeinen Richtlinien in dieser Fußnote gelten sinngemäß auch für die Tabellen 3, 4, 5 und 6.

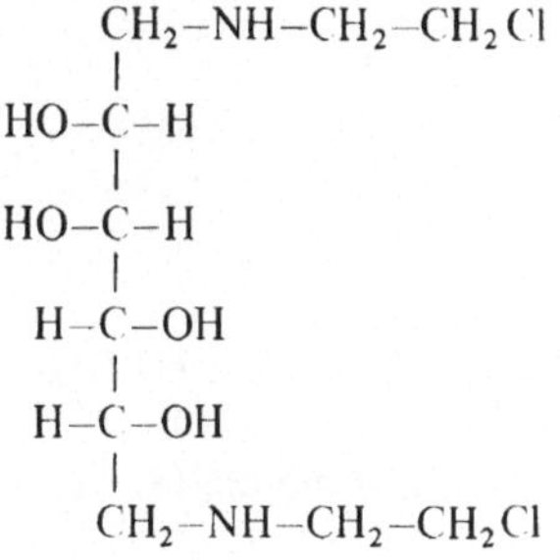

Tabelle 2. (Fortsetzung)

$$CH_2-NH-CH_2-CH_2Cl$$
$$|$$
$$HO-C-H$$
$$|$$
$$HO-C-H$$
$$|$$
$$H-C-OH$$
$$|$$
$$H-C-OH$$
$$|$$
$$CH_2-NH-CH_2-CH_2Cl$$

3. 1-6-Bis-(2-chloräthylamino)-1,6-desoxy-D-mannit = *Mannomustin*
(DEGRANOL)
Dosis: 1–2 mg/kg/die i. v. oder per os. Gesamtdosis 800–1300 mg
(S. 41),

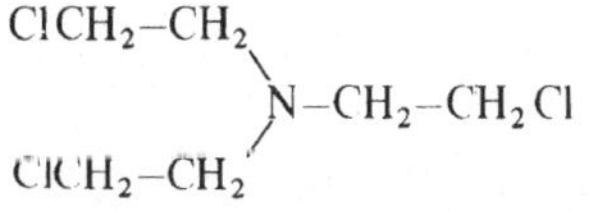

$$ClCH_2-CH_2$$
$$\diagdown$$
$$N-CH_2-CH_2Cl$$
$$ClCH_2-CH_2\diagup$$

4. Tris-(2-chloräthyl)-amin = *Trichlormethin* (SINALOST)
Dosis: 0,015–0,07 mg/kg/die. Gesamtdosis etwa 30–40 mg (S. 41).

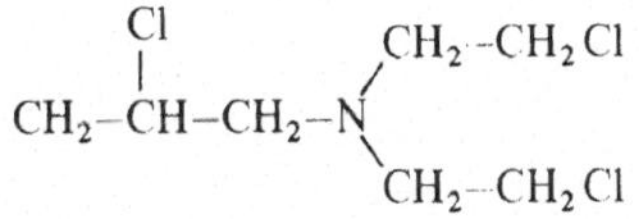

$$Cl$$
$$|$$
$$CH_2-CH-CH_2-N\diagup^{CH_2-CH_2Cl}_{\diagdown CH_2-CH_2Cl}$$

5. 2-Chlorpropyl-bis-(2-chloräthyl)-amin (NOVEMBICHIN) (S. 41).

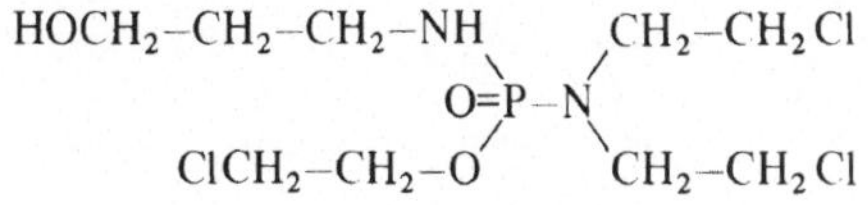

$$HOCH_2-CH_2-CH_2-NH \diagdown \diagup CH_2-CH_2Cl$$
$$O=P-N$$
$$ClCH_2-CH_2-O \diagup \diagdown CH_2-CH_2Cl$$

6. N,N,O-Tris-(2-chloräthyl)-N'-(3-hydroxypropyl)-phosphorsäuremonoester-
diamid = *Trichloräthoxyphosphamid* (MITARSON) (S. 41).

Tabelle 2. (Fortsetzung)

B. Cyclische Verbindungen

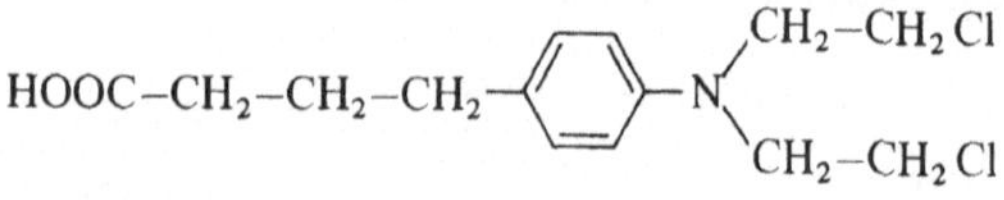

$$HOOC-CH_2-CH_2-CH_2-\langle\text{Phenyl}\rangle-N\begin{cases}CH_2-CH_2Cl\\CH_2-CH_2Cl\end{cases}$$

1. 4-p-Bis-(2-chloräthyl)-amino-phenyl-buttersäure = *Chlorambucil* (LEU-KERAN)
   Dosis: 0,09–0,25 mg/kg/die per os. Erhaltungsdosis: 2–4 mg/die (S. 41).

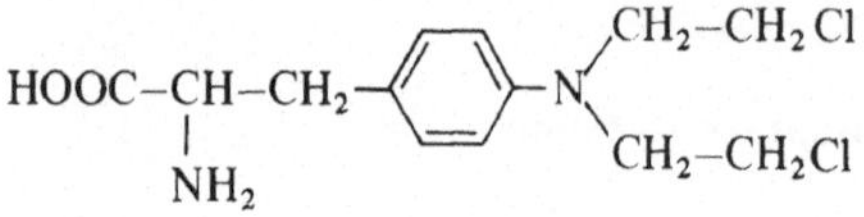

$$HOOC-\underset{\underset{NH_2}{|}}{CH}-CH_2-\langle\text{Phenyl}\rangle-N\begin{cases}CH_2-CH_2Cl\\CH_2-CH_2Cl\end{cases}$$

2. p-Bis-(2-chloräthyl)-amino-phenylalanin = *Melphalan* (ALKERAN, SARCOCLORIN, SARKOLYSIN)
   Dosis: 0,05–0,15 mg/kg/die per os. Gesamtdosis: 100–200 mg (S. 42).

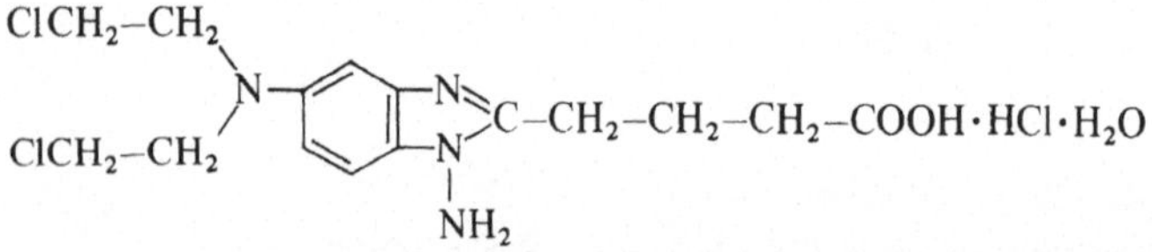

$$\begin{matrix}ClCH_2-CH_2\\ClCH_2-CH_2\end{matrix}N-\langle\text{Benzimidazol}\rangle C-CH_2-CH_2-CH_2-COOH \cdot HCl \cdot H_2O$$

(mit NH_2 am Ringstickstoff)

3. 3-[1-Amino-5- bis(2-chloräthyl)amino-benzimidazol-2-yl]-buttersäure.
   Imet 3393, (CYTOSTASAN)
   Dosis: Anfangs 25–50 mg/die, als Dauertherapie 25 mg/Woche (S. 43).

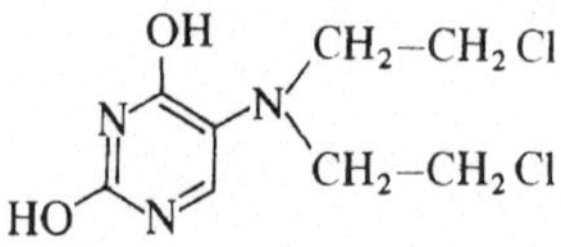

$$\text{Pyrimidinring mit OH, HO, N} \quad N\begin{cases}CH_2-CH_2Cl\\CH_2-CH_2Cl\end{cases}$$

4. 5-Bis-(2-chloräthyl)-amino-urazil = *Chloräthaminacil* (URACIL-MUSTARD)
   Dosis: 0,01–0,05 mg/kg/die per os (S. 43).

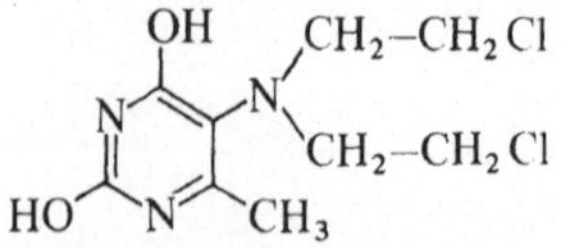

$$\text{Pyrimidinring mit OH, HO, CH}_3 \quad N\begin{cases}CH_2-CH_2Cl\\CH_2-CH_2Cl\end{cases}$$

5. 2-6-Dihydroxy-4-methyl-5-bis-(2-chloräthyl)-amino-pyrimidin = *Chloräthaminouracil* (DOPAN) (S. 43).

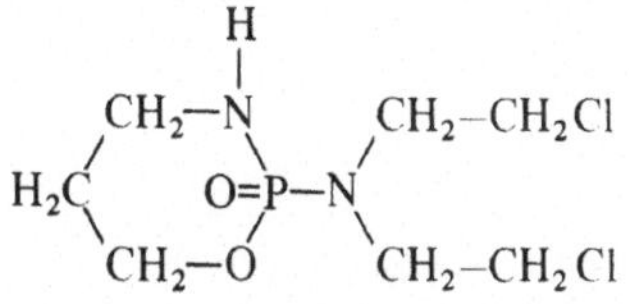

Tabelle 2. (Fortsetzung)

$$
\begin{array}{c}
\text{H} \\
| \\
\text{CH}_2\!-\!\text{N} \qquad \text{CH}_2\!-\!\text{CH}_2\text{Cl} \\
\diagdown \qquad \diagup \\
\text{H}_2\text{C} \qquad \text{O}=\text{P}\!-\!\text{N} \\
\diagdown \qquad \diagdown \\
\text{CH}_2\!-\!\text{O} \qquad \text{CH}_2\!-\!\text{CH}_2\text{Cl}
\end{array}
$$

6. N,N-Bis-(2-chloräthyl)-N′,O-propylen-phosphorsäuremonoester-diamid
   = *Cyclophosphamid* (ENDOXAN, CYTOXAN)
   Dosis: 1,5–3 mg/kg/die i. v. oder per os. Gesamtdosis: 8 g–10 g. (S. 43).

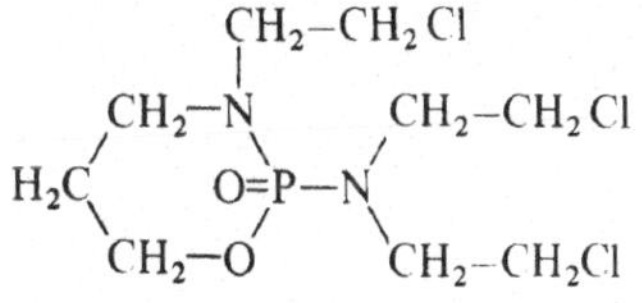

$$
\begin{array}{c}
\text{CH}_2\!-\!\text{CH}_2\text{Cl} \\
| \\
\text{CH}_2\!-\!\text{N} \qquad \text{CH}_2\!-\!\text{CH}_2\text{Cl} \\
\diagdown \qquad \diagup \\
\text{H}_2\text{C} \qquad \text{O}=\text{P}\!-\!\text{N} \\
\diagdown \qquad \diagdown \\
\text{CH}_2\!-\!\text{O} \qquad \text{CH}_2\!-\!\text{CH}_2\text{Cl}
\end{array}
$$

7. N,N,N′-Tris-(2-chloräthyl)-N′,O-propylen-phosphorsäuremonoester-
   diamid = *Trofosfamid* (Z 4828, IXOTEN)
   Dosis: 100–300 mg/die per os zur Dauerbehandlung (S. 45).

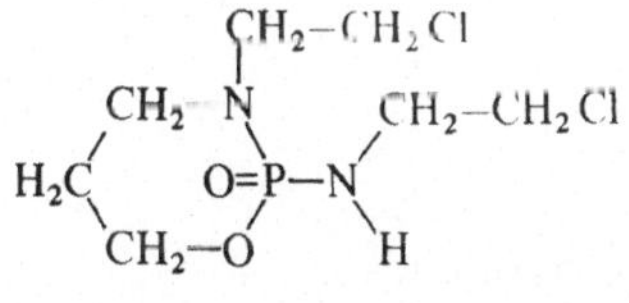

$$
\begin{array}{c}
\text{CH}_2\!-\!\text{CH}_2\text{Cl} \\
| \\
\text{CH}_2\!-\!\text{N} \qquad \text{CH}_2\!-\!\text{CH}_2\text{Cl} \\
\diagdown \qquad \diagup \\
\text{H}_2\text{C} \qquad \text{O}=\text{P}\!-\!\text{N} \\
\diagdown \qquad \diagdown \\
\text{CH}_2\!-\!\text{O} \qquad \text{H}
\end{array}
$$

8. N,N′-Bis-(2-chloräthyl)-N′,O-propylen-phosphorsäuremonoester-diamid
   = *Ifosfamid* (Z 4942) (S. 45).

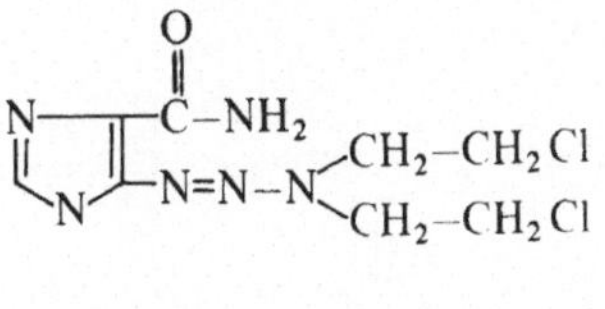

$$
\begin{array}{c}
\text{O} \\
\| \\
\text{N}\!-\!-\!\text{C}\!-\!\text{NH}_2 \\
| \qquad\qquad\qquad \text{CH}_2\!-\!\text{CH}_2\text{Cl} \\
\diagup \\
\text{N}\!-\!-\!\text{N}\!=\!\text{N}\!-\!\text{N} \\
\qquad\qquad \diagdown \\
\qquad\qquad \text{CH}_2\!-\!\text{CH}_2\text{Cl}
\end{array}
$$

9. 5-[3,3-Bis-(2-chloräthyl)]-(1-triazeno)-4-imidazolcarboxamid (*TIC-Mustard*) (S. 45).

Tabelle 2. (Fortsetzung)

II. Äthylenimine

A. Triäthylenimin-Derivate

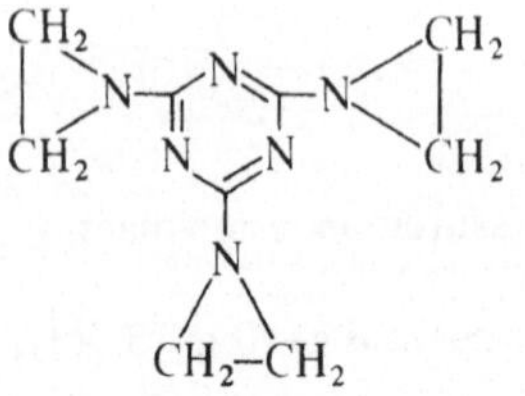

1. 2,4,6,-Triäthylenimino-triazin = *Tetramin* (TEM, TRIÄTHYLENMEL-
AMIN, TRIAMELIN)
   Dosis: 0,015–0,035 mg/kg/die per os (S. 45).

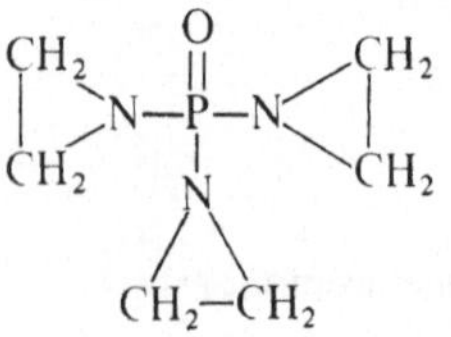

2. Triäthylenphosphoramid (TEPA) (S. 46).

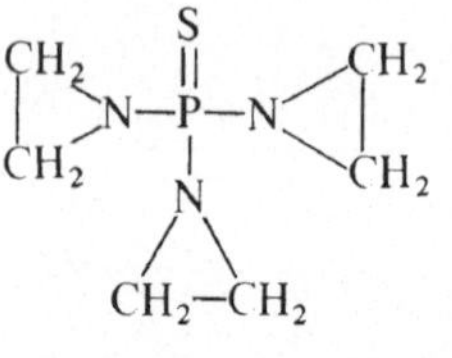

3. Triäthylenthiophosphoramid = *Thio-TEPA* (THIOTEPA).
   Dosis: 0,07–0,15 mg/kg/die i. v. oder per os (S. 46).

B. Äthyleniminocarbaminsäure − Derivate

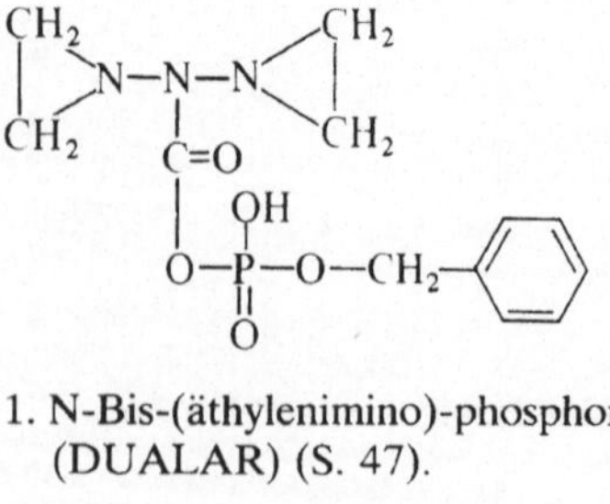

1. N-Bis-(äthylenimino)-phosphoryl-carbamidsäure-benzylester = *Azetepa*
   (DUALAR) (S. 47).

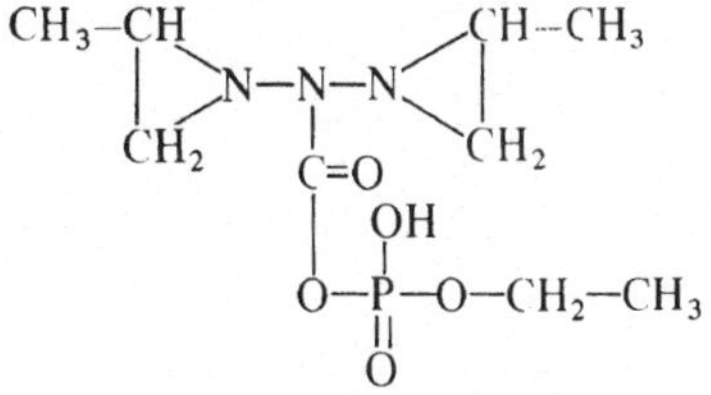

Tabelle 2. (Fortsetzung)

$$CH_3-CH \underset{CH_2}{\overset{}{|}} N-N-N \underset{CH_2}{\overset{CH-CH_3}{|}}$$

2. N-Bis-(2,2-dimethyläthylenimino)-phosphoryl-carbamidsäure-äthylester
   = *Meturetepa* (TURLOC) (S. 47).

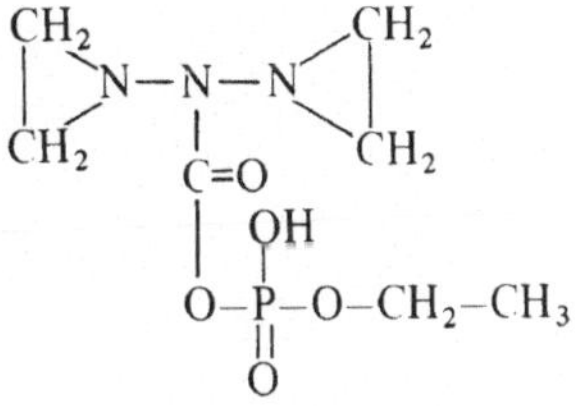

3. N-Bis-(äthylenimino)-phosphoryl-carbamidsäure-äthylester = *Uretepa*
   (AVINAR) (S. 47).

C. Äthyleniminobenzochinon — Derivate

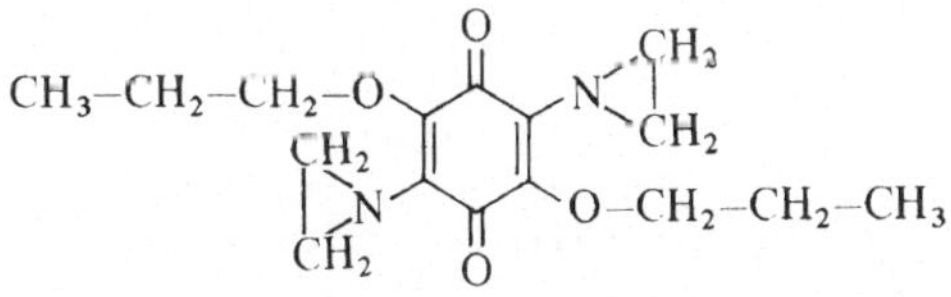

1. 2,5-Bis-(propoxy)-3,6-bis-äthylenimino-benzochinon = *Inproquon*
   (E 39) (S. 47).

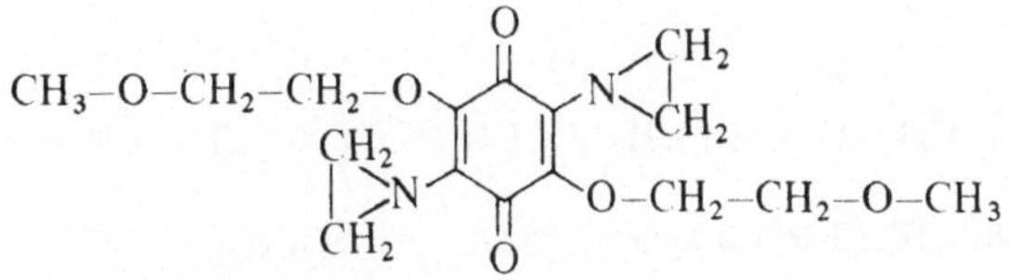

2. 2,5-Bis-(2-methoxy-äthoxy)-3,6-bis-äthylenimino-benzochinon (*E 39 So-
   lubile*)
   Dosis: 5–25 mg/die i. v. oder per os. Gesamtdosis: 500–600 mg/Serie.
   Intraläsional: 3–20 mg (S. 47).

3. 2,3,5-Tris-äthylenimino-benzochinon = *Triaziquon* (TRENIMON)
   Dosis: 0,003–0,01 mg/kg/die i. v. Gesamtdosis: 3–5 mg (S. 47).

III. Alkylsulfonat

1,4-Dimethansulfonoxybutan = *Busulfan* (MYLERAN)
   Dosis: 0,05–0,15 mg/kg/die per os oder i. v., 150–250 mg pro Behand-
   lungsphase (S. 48).

IV. Epoxyde

1. 4,4'-Bis-(2,3-epoxypropyl)-di-piperidinyl-(1,1') = *Epiprodin* (EPONA-
   TE) (S. 49).

2. 1,2–15,16-Diepoxy-4,7,10,13-tetraoxyhexadecan = *Ethoglycid* (EPO-
   DYL) (S. 49).

V. Mannit-Derivate

```
        CH₂Br
         |
   HO—C—H
         |
   HO—C—H
         |
    H—C—OH
         |
    H—C—OH
         |
        CH₂Br
```

1. 1,6-Dibrom-1,6-didesoxy-D-mannit = *Dibrom-mannit* = *DBM* = *Dibrommannitol* (MYELO-BROMOL)
Dosis: 5–10 Tage lang 3–4 mg/kg/die per os oder 5 Tage lang 250 mg/die dann 8 Tage Pause, Gesamtdosis: etwa 8 g (S. 49).

```
                 O
                 ||
     CH₂—O—S—CH₃
         |       ||
   HO—C—H     O
         |
   HO—C—H
         |
    H—C—OH
         |
    H—C—OH      O
         |        ||
     CH₂—O—S—CH₃
                 ||
                 O
```

2. 1,6-Dimethansulfonoxy-1,6-didesoxy-D-mannit = *Mannitmyleran* (MANNOGRANOL) (S. 50).

```
        CH₂Br
         |
    H—C—OH
         |
   HO—C—H
         |
   HO—C—H
         |
    H—C—OH
         |
        CH₂Br
```

3. 1,6-Dibrom-1,6-didesoxy-D-dulcit = *Dibromdulcit* (S. 50).
4. Tetramesylmannit (ZITOSTOP) (S. 50).

Tabelle 2. (Fortsetzung)

VI. Nitrosoharnstoff-Derivate

NH–CH$_2$–CH$_2$Cl
/
C=O
\
N–CH$_2$–CH$_2$Cl
|
N
‖
O

1. 1,3-Bis-(2-chloräthyl)-1-nitrosoharnstoff (BCNU)
   Dosis: 1,5–2 mg/kg zweimal wöchentlich i. v. 2–5 mg/kg i. v. in Abständen von 4–8 Wochen. 100 mg/m^2 alle 6 Wochen einmal i. v. (S. 51).

H
|
N–⬡
|
C=O
\
N–CH$_2$–CH$_2$Cl
|
N
‖
O

2. 1-(2-Chloräthyl)-3-cyclohexyl-1-nitrosoharnstoff (CCNU)
   Dosis: 2–3 mg/kg per os alle 6–8 Wochen einmal (S. 51).

H
|
N–⬡–CH$_3$
|
C=O
\
N–CH$_2$–CH$_2$Cl
|
N
‖
O

3. 1-(2-Chloräthyl)-3-(4-methylcyclohexyl)-1-nitrosoharnstoff (METHYL-CCNU)
   Dosis: 40–170–250 mg/m^2 per os alle 6 Wochen einmal (S. 52).

VII. Piperazin-Derivate

BrCH$_2$–CH$_2$–C(=O)–N⬡N–C(=O)–CH$_2$–CH$_2$Br

1. N, N'-Bis-(3-brompropionyl)-piperazin = *Pipobroman* (VERCYTE)
   Dosis: 0,5–4 mg/kg/die per os (S. 53).

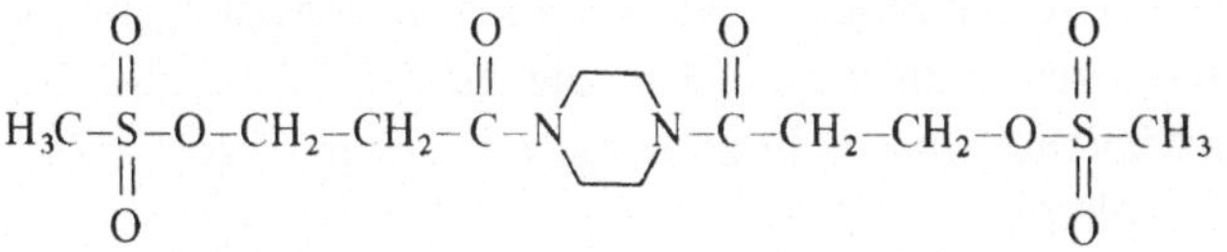

Tabelle 2. (Fortsetzung)

$$H_3C-\underset{\underset{O}{\|}}{\overset{\overset{O}{\|}}{S}}-O-CH_2-CH_2-\overset{\overset{O}{\|}}{C}-N\diagdown\diagup N-\overset{\overset{O}{\|}}{C}-CH_2-CH_2-O-\underset{\underset{O}{\|}}{\overset{\overset{O}{\|}}{S}}-CH_3$$

2. N,N'-Bis-(3-methansulfonyloxy-propionyl)-piperazin = *Piposulfan* (AN-CYTE) (S. 53).

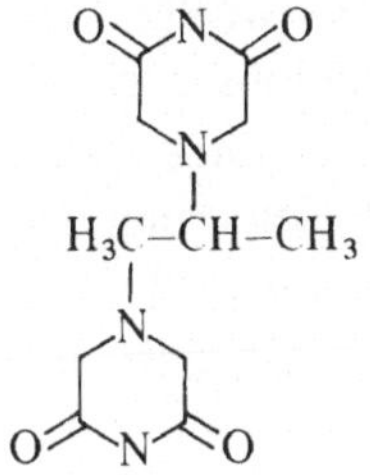

3. 1,2-Bis-(3,5-dioxopiperazin-1-yl)-propan (ICRF 159) (S. 53).
4. N,N^3-Bis-(γ-chlor-β-hydroxypropyl N^1)-N^2-dispirotriplperazin-dichlorid
   = *Propidin* (S. 53).

Die alkylierenden Substanzen können auch zwei DNA-Ketten miteinander verbinden (crosslinkage).
Die abnormen Bindungen im Molekül der DNA zwischen zwei Strängen (Vernetzung) und die Fehler bzw. Brüche in den Ketten hemmen das Wachstum der Chromosomen und verhindern schließlich die Zellteilung [Literatur bei 14, 25, 55, 64, 69].
Viele Alkylantien können außer der DNA auch noch andere lebenswichtige Substanzen der Zelle schädigen. Oft entstehen die eigentlichen cytotoxisch wirksamen Verbindungen erst als Stoffwechselprodukte im menschlichen Organismus. Das Stickstofflost wird z. B. nach Kontakt mit Wasser zunächst in ein

cyclisches Äthylenimoniumion

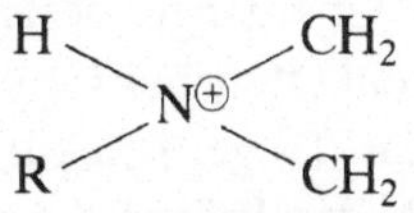

verwandelt, das mit vielen organischen und anorganischen Radikalen reagieren kann. Diese Form der Metabolisierung kommt wahrscheinlich bei den Stickstofflost-Derivaten und den Äthyleniminen vor.

Die Stickstofflost-Verbindungen sind außerdem in schwach saurem Milieu besonders reaktionsfähig. Diese Eigenschaft ist für die Behandlung von Malignomen von Bedeutung, weil der pH-Wert in fast allen Tumoren relativ niedrig ist.

Die Alkylierung trifft auch eine Reihe von Enzymen, welche dadurch geschädigt und unbrauchbar werden.

Manche Alkylantien bewirken ein signifikantes Absinken von NAD (Nicotinamid-Adenin-Dinucleotid), einer Substanz, welche ursprünglich als Coenzym I bezeichnet wurde, Oxydationsvorgänge katalysiert und damit für alle Synthese-Vorgänge benötigt wird. Durch den Ausfall des NAD kann daher auch eine Hemmung der DNA-, der RNA- und der Protein-Synthese eintreten [69]. Von ausschlaggebender Bedeutung scheinen jedoch die eingangs erwähnten Veränderungen im DNA-Molekül zu sein.

Die meisten alkylierenden Substanzen greifen die DNA fast in jeder Phase des Teilungscyclus an. Die ruhende Zelle bleibt morphologisch zunächst anscheinend unverändert. Erst wenn die nächste Mitose abläuft, zeigen sich schwere Störungen im Chromosomengefüge, wie Brüche, Abspaltungen und Translokation. Meist bleibt die Entwicklung im G_2-Abschnitt oder, falls die Zelle noch zu einer Teilung ansetzt, in der Metaphase stecken.

Der schädigende Einfluß auf die Desoxyribonucleinsäure erinnert somit an die Wirkung ionisierender Strahlen und deshalb werden die alkylierenden Substanzen auch als *Radiomimetica* bezeichnet.

Die Alkylantien sind fast durchwegs kräftige Immunosuppressiva, der antiinflammatorische Effekt ist meistens gering.

Präparate (Tabelle 2). Eine annähernd zufriedenstellende Ordnung der alkylierenden Substanzen ist weder nach Merkmalen der chemischen Struktur, noch nach der Art des Angriffspunktes oder des Wirkungsmechanismus möglich, weil zwischen den einzelnen Gruppen fließende Übergänge bestehen. Das Mannomustin ist z. B. durch die Seitenketten bei C_1 und C_6 ein aliphatisches Stickstofflost-Derivat, das Trägermolekül ist jedoch ein D-Mannit und man könnte deshalb das Präparat auch in die Gruppe der Mannit-Verbindungen einreihen. Ähnliches trifft für das TIC-Mustard zu, das auf Grund der Bis-(2-chloräthyl)-Gruppe am Ende der Triazeno-

38

Kette zu den cyclischen N-Lost-Derivaten gehört, das aber gleichzeitig ein Imidazolcarboxamid ist und daher ebenso gut in den Abschnitt V „Andere Substanzen" eingeordnet werden könnte. Auch die Nitroso-harnstoff-Derivate werden von fast allen Autoren als Alkylantien bezeichnet, dem chemisch ähnlich strukturierten Hydroxy-harnstoff fehlen aber die Alkylreste und darum ist dieses Präparat doch eine „Andere Substanz" (Kap. V).

Die Zusammenhänge zwischen manchen Verbindungen, z. B. den Präparaten der Gruppen III–VII und den Alkylantien sind nur sehr lose, ihre Einstufung als Radiomimetica ist daher anfechtbar. Eine Gliederung der vielen Präparate in einzelne Gruppen ist jedoch aus Gründen der Übersicht notwendig, selbst wenn sie sich als wenig fundiert erweisen sollte. Andererseits soll aber auch vermieden werden, Substanzen, welche ansonsten schwer einzuordnen sind, in die Gruppe der Alkylantien aufzunehmen, eine Tendenz die sich in letzter Zeit zunehmend bemerkbar macht.

Die folgende Einteilung ist bemüht, eine extreme Grenzziehung zu vermeiden und berücksichtigt vorwiegend chemische sowie historische Gesichtspunkte. Ähnliche Gliederungen finden sich bei 16, 20, 55, 64 und besonders ausführlich bei 69.

A. Stickstofflost-Derivate

Aliphatische Verbindungen

1. Stickstofflost (Cariolysine, Chloramin, Dichloren, Mustargen, Nitrogen-Mustard, Stickstofflost)

(eigentlich N-Methyl-Lost) wurde 1942 als erstes Cytostaticum in die Therapie eingeführt. Die vorher verwendeten cytotoxischen Substanzen, das Colchicin, das Podophyllin, das Arsen, sowie eines der ältesten Alkylantien, das Urethan u. a., waren entweder als Pflanzenextrakte nicht genau dosierbar oder ihre onkolytische Wirkung wurde erst später festgestellt.

Eigenschaften. Stickstofflost ist eine ölige, in Wasser nur begrenzt lösliche Substanz. Das Injektionspräparat muß vor der Verwendung jeweils frisch hergestellt und streng intravenös verabfolgt werden. Der cytostatische Effekt und die unangenehmen Nebenwirkungen treten bereits während oder kurz nach der Injektion ein.

Dosierung. Stickstofflost wird in einer Dosis von:

0,015–0,07 mg/kg/die bis zu einer Gesamtdosis von 25–30 mg [69]
oder

0,2 [64]–0,4 [55] mg/kg Körpergewicht verteilt auf 2–3 Injektionen während einer Woche
oder

0,4–0,6 mg/kg alle 4–6 Wochen, 20–50 mg/Monat [16] gegeben.

Indikationen. Stickstofflost wird fast nur mehr als Teilsubstanz in der Polychemotherapie des Morbus Hodgkin, der Leukämien und der Retikulosen verwendet.

Lokalbehandlung. In der Sowjetunion wurde ein Stickstofflostpräparat entwickelt, welches sich sehr gut zur Lokaltherapie der Psoriasis eignen soll. In Österreich ist ein solches Mittel bis jetzt noch nicht erhältlich.

Nebenwirkungen. Sofort nach der Injektion treten offenbar zentral bedingt Übelkeit und Brechreiz auf. Das Präparat soll daher am besten abends gemeinsam mit einem Antiemeticum oder Sedativum verabreicht werden.

Neben Schädigungen der Venenwand sind toxische Störungen der Granulo- und Thrombocytopoese die wesentlichsten Komplikationen.

2. N-Oxyd-Lost (Mitomen, Nitromin)

wird im Organismus wahrscheinlich teilweise zu Stickstofflost reduziert. Die Substanz ist nicht lipid-löslich, aber hydrophil, und weniger toxisch als das N-Lost. Die therapeutische Breite ist wesentlich größer.

Als Dosis werden 0,4–1,5 mg/kg/die bis zu einer Gesamtmenge von etwa 700 mg gegeben [69].

Indikationen. N-Oxyd-Lost wird hauptsächlich im Rahmen der Polychemotherapie zur Behandlung der chronischen lymphatischen Leukämie, des Lymphosarkoms, des Morbus Paltauf-Sternberg, des Morbus Brill-Symmers, des Burkitt-Lymphoms und des Bronchialcarcinoms verwendet.

Nebenwirkungen. Die Komplikationen im Verlauf der Behandlung mit N-Oxyd-Lost sind im wesentlichen die gleichen wie nach Verabfolgung von N-Lost, nur bedeutend milder.

3. Mannomustin (Degranol)

gelangt in Dosen von 1–2 mg/kg/die intravenös oder per os bis zu einer Gesamtdosis von 800–1300 mg bei den gleichen Indikationen zur Anwendung wie das N-Oxyd-Lost.

4. Trichlormethin (Sinalost)

wird in Dosen von 0,015–0,07 mg/kg/die intravenös bis zu einer Gesamtdosis von etwa 30–40 mg zur Behandlung maligner Tumoren gegeben.

5. 2-Chlorpropyl-bis-(2-chloräthyl)-amin (Novembichin)

hat klinisch keine nennenswerte Bedeutung erlangt.

6. Trichloräthoxyphosphamid (Mitarson)

wurde nach dem Vorbild des Cyclophosphamids entwickelt, hat sich in der Klinik aber kaum durchgesetzt.

Cyclische Verbindungen

1. Chlorambucil (Leukeran)

Eigenschaften. Chlorambucil ist von allen Alkylantien am wenigsten toxisch. Das Präparat ist schwer löslich und wird in Form von Tabletten meist peroral verabreicht. Als Natriumsalz ist es löslich und kann intravenös, intraperitoneal oder zu intraarteriellen Perfusionen verwendet werden.

Ein Chlorambucil-Prednisolon-Ester (Leo 1031) wird seit kurzem klinisch geprüft und scheint bei gleicher Wirksamkeit besser verträglich zu sein als Chlorambucil [69].

Als *Dosis* werden 0,09–0,25 mg/kg/die per os und zur Dauerbehandlung 0,03–0,1 mg/kg/die per os [69] sowie 0,1–0,2 mg/kg/die per os [14] oder

5–15 mg/die per os [2] evt. unterteilt in 1–2 Gaben empfohlen. Die höhere Dosis (15 mg/die) sollte am Beginn der Therapie, jedoch nicht länger als 6 Wochen, verabfolgt werden.

Später soll auf eine Erhaltungsdosis von 2–4 mg/die reduziert werden [2].

Indikationen. Gute Erfolge konnten bei Anwendung des Chlorambucils zur Behandlung der Mycosis fungoides, des Sézary-Syndroms (gemeinsam mit Corticosteroiden) und, in kleinen Dosen, zur Behandlung steroidresistenter Fälle von Sarkoidose, von Morbus Behcet, von systemischem Erythematodes sowie von Wegener-Granulomatose erzielt werden.

Eine Langzeittherapie mit 16–20 mg/die soll auch bei diffuser Sklerodermie eine subjektive Besserung und bei Urticaria pigmentosa der Erwachsenen eine Abnahme der Flusch-Symptomatik sowie eine Verringerung der Efflorescenzen bewirken [16].

In der antineoplastischen Chemotherapie wird Chlorambucil zur Behandlung der chronischen lymphatischen Leukämie, der Lymphogranulomatose, des Seminoms und solider Tumoren in einer Dosis von 0,1–0,2 mg/kg/die bzw. 5–15 mg/die [16] verwendet.

Als *Nebenwirkung* tritt in erster Linie eine Lymphocytopenie auf, andere toxische Erscheinungen sind selten.

2. Melphalan (Alkeran, Sarcoclorin, Sarkolysin)

wird in Dosen von

0,05–0,15 mg/kg/die per os oder 25 mg/die i. v. 4 Tage lang als Stoßtherapie oder 0,025–0,O5 mg/kg/die per os als Dauerbehandlung [69] oder

0,25 mg/kg/die per os 4 Tage lang oder

2–4 mg/die als Erhaltungsdosis [64] oder

10 mg/die 7 Tage lang alle 2–3 Monate einmal oder

4 mg/die kontinuierlich bis zur Gesamtdosis von 100–200 mg [16] gegeben und hat sich besonders in der Behandlung von Plasmocytomen, von Melanomen, von Seminomen und von Ovarialcarcinomen gut bewährt. Ursprünglich hatte man erwartet, das Melphalan wäre für die Melanombehandlung besonders geeignet, weil das Trägermolekül, das Phenylalanin, für die Melaninsynthese benötigt wird. Melanome sprechen jedoch auf Melphalan nicht besser an als auf eine Therapie mit anderen Alkylantien.

Eine Mischung von 6 Melphalan-Peptidverbindungen wird derzeit unter der Bezeichnung Peptichemio klinisch erprobt und scheint sich besser zu bewähren als Melphalan [69]. Wahrscheinlich verstärken die Peptide als Trägersubstanzen die Wirkung des urprünglichen Präparates.

Als Nebenwirkungen treten hautsächlich Leukopenie und Thrombocytopenie, seltener Übelkeit auf. Nach mehrmonatiger Therapie kann sich auch eine Lungenfibrose entwickeln.

3. Imet 3393 (Cytostasan)

wurde erst kürzlich entdeckt und erwies sich bei Plasmocytomen und lymphatischen Leukämien als wirksam. Zur Behandlung werden zunächst 25–50 mg/die, später als Dauertherapie 25 mg/Woche empfohlen [69].

Nebenwirkungen wurden in Form von Leukopenie, Inappetenz und Übelkeit beobachtet.

4. Chloräthaminacil (Uracil-Mustard)

wird eher selten verwendet. In onkologischen Indikationen werden 0,01–0,05 mg/kg/die per os gegeben.

5. Chloräthaminouracil (Dopan)

wird ebenso wie Chloräthaminacil kaum angewendet.

6. Cyclophosphamid (Endoxan, Cytoxan)

Wirkungsmechanismus. Die Entwicklung dieser Substanz geschah in der Überlegung, die inaktive Verbindung würde durch die hohe Phosphataseaktivität der Tumorzellen im maligne entarteten Gewebe gespalten und das dabei freiwerdende Stickstofflost käme ausschließlich oder vorwiegend dort zur Wirkung. Diese Annahme erwies sich leider als nicht richtig, die Spaltung erfolgt hauptsächlich in den Mikrosomen der Leberzellen. Das Cyclophosphamid kann aber auch in den Lungen, in den Nieren und an der Körperoberfläche zur aktiven alkylierenden Substanz umgewandelt werden. Bei lokaler Anwendung an der Haut kann daher das Cyclophosphamid ausgedehnte Nekrosen verursachen, besonders dann, wenn die Resorption durch Kombination mit Dimethylsulfoxyd (DMSO) gefördert wird [69].

Dosierung. Cyclophosphamid wird in Dosen von 1–3 mg/kg/die per os verteilt auf 2–3 Portionen gegeben. Bei intravenöser Verabfolgung soll die Tagesdosis zunächst 100 mg betragen, dann allmählich auf 400 mg erhöht werden, bis die Gesamtdosis von 5–7 g erreicht ist [2].

Andere Autoren empfehlen:

1,5–3 mg/kg/die i. v. oder per os bis zur Gesamtdosis von 8–10 g oder als Stoßtherapie 7–25 mg/kg in entsprechenden Abständen und schließlich eine hochdosierte Stoßtherapie mit 60–100 mg/kg als einmalige Gabe [69] oder

10–30 mg/kg alle 7–20 Tage einmal oder

100–300 mg/die i. v. oder per os als Dauerbehandlung [16] oder

3,5–5,0 mg/kg/die per os 10 Tage lang oder

Einzeldosen von 1 g/m^2 i. v. [64] oder

2–8 mg/kg/die per os oder i. v. 6 Tage lang oder

Einzeldosen von 30–50 mg/kg i. v. [55].

Als *Indikationen* gelten: Pemphigus, bullöses Pemphigoid (nach Möglichkeit kombiniert mit Corticosteroiden), ferner die Wegener-Granulomatose, die Abt-Letterer-Siwe-Krankheit, der systemische Erythematodes, die Dermatomyositis, das Pyoderma gangraenosum. Zur Therapie der Mycosis fungoides kann bei geeigneter Lokalisation die intraarterielle regionale Perfusion durchgeführt werden, wobei zur besseren Verträglichkeit gleichzeitig Chlorpromazin verabfolgt werden soll. Für fortgeschrittene Formen der Mycosis fungoides ist eine Kombination mehrerer Cytostatica in Form der Polychemotherapie zu empfehlen.

Bei metastasierenden epithelialen Tumoren kann die gemeinsame Verabfolgung von Cyclophosphamid und Amethopterin Remissionen bewirken. Besonders gut hat sich das Präparat in der Behandlung von Mamma- und Prostatacarcinomen bewährt [69]. Auch die Lymphogranulomatose, chronische Leukämien, das Plasmocytom und Sarkome sowie Retikulosen werden als Indikationen für die Cyclophosphamid-Behandlung angegeben.

Das Kaposi-Sarkom spricht auf eine Therapie mit diesem Präparat nicht an.

Nebenwirkungen. Komplikationen treten in Form von Alopecie, Leukopenie und Thrombocytopenie relativ häufig auf. Etwa 5–10% der Behandelten erkranken an einer sterilen, hämorrhagischen Cystitis, welche manchmal (bei etwa 1% der Betroffenen) letal enden oder mit einer Blasenfibrose abheilen kann. Diese Komplikation läßt sich durch reichliche Flüssigkeitszufuhr vermeiden.

Das Cyclophosphamid hat einen geringeren cancerogenen Effekt als andere Cytostatica [14].

7. Trofosfamid (Ixoten)

Trofosfamid hat in höheren Konzentrationen eine stärkere carcinotoxische Wirkung als das Cyclophosphamid [69] und wird in Dosen von 100–300 mg/die per os zur Dauerbehandlung [16] verwendet. Als Indikationen gelten auf Grund der bisherigen Beobachtungen vorläufig dieselben Erkrankungen, welche für die Therapie mit Cyclophosphamid geeignet sind. Erfahrungen über die Behandlung von Dermatosen mit Trofosfamid liegen noch nicht vor.

8. Ifosfamid

Ifosfamid ist in der Tumortherapie anscheinend weniger gut wirksam als Cyclophosphamid und Trofosfamid, das Präparat hat aber, ersten Berichten zufolge, einen beträchlichen immunosuppressiven Effekt. Die klinische Erprobung ist noch nicht abgeschlossen.

9. TIC-Mustard

wird derzeit kaum verwendet.

B. Äthylenimine

Triäthylenimin-Derivate

1. Tetramin (TEM, Triäthylenmelamin, Triamelin)

Eigenschaften. Tetramin wurde ursprünglich in der Textilindustrie zur Prüfung der Knitterfestigkeit von Geweben verwendet. Die Substanz enthält jedoch drei Äthylenimoniumgruppen, welche, wie erwähnt, auch bei Kontakt von Stickstofflost mit Wasser entstehen. Das Tetramin ist ein weißes, in Wasser und Alkalien lösliches, aus kleinen Kristallen bestehendes Pulver und verliert in Säuren rasch seine cytostatische Wirkung. Das Präparat muß deshalb auf nüchternen Magen eingenommen werden, weil es ansonsten zum Teil durch die Salzsäure des Magens zerstört, zum Teil durch Bindung an organische Substanzen der Nahrung unwirksam wird. Zur Vermeidung von Wirkungsverlusten sollte deshalb das Tetramin gleichzeitig mit 2 g Natriumbicarbonat gegeben werden. Wahrscheinlich erklären sich aus der Nichtbeachtung dieser Eigenschaften divergente Angaben in der Literatur über die therapeutische Dosis und die Komplikationen. Tetramin kumuliert, die Wirkung hält bis zu 2 Wochen nach der Verabfolgung an. Bei Anwendung des Präparates unter den angeführten Bedingungen ist die Tetramin-Therapie jedoch gut steuerbar und bringt bei chronischen Lymphomatosen ausgezeichnete Erfolge [69].

Dosierung. Tetramin wird hauptsächlich zur Tumorbehandlung in Dosen von:

0,015–0,035 mg/kg/die per os oder

0,02–0,04 mg/kg/Woche per os zur Dauerbehandlung [69] oder

jeden 2. Tag 2,5 mg per os insgesamt 7 mal oder

2,5–5 mg/Woche per os verwendet [55].

Indikationen. Die chronische lymphatische Leukämie spricht auf eine Tetramin-Behandlung besonders gut an [69], bei akuter Lymphoblastenleukämie, Lymphogranulom, Lymphosarkom, Reticulosarkom und Morbus Brill-Symmers erwies sich das Präparat jedoch nur als schwach wirksam.

2. Triäthylenphosphoramid (TEPA)

wurde ebenso wie das Thio-Tepa 1953 entdeckt, seine ursprüngliche Bedeutung ging inzwischen weitgehend verloren.

3. Thio-TEPA (ThioTEPA)

Eigenschaften. Thio-TEPA ist weniger toxisch als Tetramin, hat aber eine etwas stärkere Wirkung auf das Knochenmark, vor allem auf die Granulopoese und Thrombocytopoese. Alle Triäthyleniminderivate, auch das TEM, müssen im Eisschrank aufbewahrt werden, weil die Präparate bei Zimmertemperatur zu weniger wirksamen Verbindungen polymerisiert werden.

Dosierung

0,07–0,15 mg/kg/die per os oder i. v. bis zu einer Gesamtdosis von 1,2 mg/kg [69] oder

0,4–1,0 mg/kg i. v. alle 2–4 Wochen einmal [16] oder

0,2 mg/kg i. v. 5 Tage lang [64] oder
10 mg i. v. täglich insgesamt 5mal oder
5–20 mg/Woche i. v .[55].
Indikationen. Thio-TEPA ist in der Behandlung von malignen Lymphomen, Leukämien und Carcinomen nur schwach wirksam [69]. Als Indikationen gelten Peritonealcarcinose und Pleuracarcinose, wobei eine intrapleurale oder intraperitoneale Anwendung möglich ist. Thio-TEPA kann auch intratumoral und in Form von Perfusionen gegeben werden.

Äthyleniminocarbonsäure-Derivate

Azetepa, Meturetepa und Uretepa bieten den übrigen Alkylantien gegenüber keine wesentlichen Vorteile und werden deshalb kaum verordnet.

Äthyleniminobenzochinon-Derivate

1. Improquon (E 39)

wird in der Klinik nicht mehr verwendet.

2.   2,5-bis-(2-methoxy-äthoxy)-3,6-bis-äthylenimino-benzochinon (E 39-Solubile)

wurde bereits aus dem Handel gezogen. Ursprünglich waren Gaben von 5–25 mg/die i. v. bis zu einer Gesamtdosis von 500–600 mg pro Cyclus zur Behandlung von malignen Tumoren verwendet worden. Die Substanz ist insofern bemerkenswert, als sie 1960 von PILLAT [59] als eines der ersten Cytostatica zur Therapie von Lidepitheliomen intraläsional verabreicht wurde. Diese Behandlung konnte sich allerdings nicht durchsetzen.

3. Triaziquon (Trenimon)

Eigenschaften. Triaziquon ist im Tierversuch 100mal stärker wirksam als Cyclophosphamid. Bei unvorsichtiger Dosierung können daher auch schwere, manchmal irreversible Knochenmarksschäden auftreten.

Dosierung. 0,003–0,01 mg/kg/die i. v. oder per os bis zu einer Gesamtdosis von 3–5 mg oder

0,003–0,015 mg/Woche zur Dauerbehandlung [69] oder
0,4–0,8 mg/Woche i. v. oder
0,5–1,5 mg/Woche per os [16].
Indikationen. Triazignon hat sich in der Behandlung des Mammacarcinoms gut bewährt. Die Erfolge bei Anwendung zur Therapie
von Leukämien und malignen Lymphomen sowie von anderen Carcinomen sind wenig befriedigend. Das Präparat kann auch intraperitoneal oder intrapleural gegeben werden und wirkt bei dieser Form
der Behandlung oft überraschend gut [69].

C. Das Alkylsulfonat Busulfan (Myleran)

Eigenschaften. Busulfan hat eine fast selektive Wirkung auf Granu-
locyten und verursacht eine Verlängerung der Interphase. Die Leukopenie tritt daher viel später auf als nach Verabfolgung von Stickstofflost. Die Substanz ist schwer löslich und wird in Tablettenform
zur peroralen Verabreichung hergestellt. Busulfan wird gut resorbiert und rasch wieder ausgeschieden.
Dosierung. 0,05–0,15 mg/kg/die, oder
0,01–0,03 mg/kg/Woche zur Dauerbehandlung [69] oder
0,1–0,15 mg/kg/die per os oder
4–12 mg/die zur Langzeitbehandlung [16] oder
4–12 mg/die per os oder
25–50 mg/Woche i. v. [55] oder
2–8 mg/die per os oder
150–250 mg/Behandlungsphase [64].
Indikationen. Busulfan bewährt sich hauptsächlich als Basisthera-
peuticum bei chronischen myeloischen Leukämien und myeloproli-
ferativen Erkrankungen. Maligne Tumoren des lymphatischen Systems sprechen dagegen auf Stickstofflost-Derivate besser an. Als
Indikationen gelten die chronische myeloische Leukämie und die
Polycythaemia vera.
Nebenwirkungen. Außer den erwähnten Komplikationen kann das
Busulfan Pigmentierungen und Morbus-Addison-ähnliche Zu-
standsbilder verursachen [16]. Als Spätkomplikationen können nach
Jahren auch Lungenfibrosen und Knochenmarksfibrosen auftreten.
Busulfan wird allgemein zu den alkylierenden Substanzen gerech

net, nur Lowry (1975) vertritt die Ansicht, weder die Struktur noch
der Wirkungsmechanismus wären den anderen Präparaten dieser
Gruppe gleichzusetzen.

D. Die Epoxyde Epiprodin (Eponate) und Ethoglycid (Epodyl)

haben keine wesentliche Verbesserung der cytostatischen Behandlung gebracht und werden kaum verwendet. Das Epodyl kann die
Blut-Liquor-Schranke durchdringen und wurde deshalb eine Zeit
lang intravenös oder intraarteriell zur Behandlung von Hirntumoren
verwendet [38]. In dieser Indikation bewähren sich die Nitrosoharnstoff-Derivate jedoch besser als die Expoxyde.

E. Mannit-Derivate

Die drei im folgenden angeführten Mannitverbindungen können
zum Unterschied vom Mannomustin nur mit großem Vorbehalt zu
den Alkylantien gezählt werden. Lediglich das Mannitmyleran läßt
eine enge Verwandtschaft mit dem Busulfan erkennen. Der Unterschied besteht darin, daß im Busulfan das Butan und im Mannitmyleran ein D-Mannit-Molekül als Trägersubstanz enthalten ist. Diese
Strukturähnlichkeiten haben dazu geführt, auch Dibrommannit und
Dibromdulcit in die Gruppe der Alkylantien einzureihen.

1. Dibrommannit, DBM, Dibrommannitol, (Myelobromol)

Eigenschaften. Die wirksame Gruppe an C_1 und C_6 im Dibromman-
nit-Molekül enthält Brom. Die Substanz selbst und die aus ihr im
Organismus gebildeten Stoffwechselprodukte, meistens organische
Bromverbindungen, werden in relativ hoher Konzentration durch
die Galle ausgeschieden und im Dünndarm wieder resorbiert. Der
Blutspiegel erreicht daher nach der Einnahme zunächst einen Gipfel, sinkt dann unregelmäßig ab, steigt nach 24 Stunden wieder an
und bleibt dann längere Zeit erhöht. Im Blut wird das Präparat an
die Albuminfraktion gebunden und gibt dort seine wirksamen
Gruppen fünfmal langsamer ab als das Busulfan. Die alkylierende
Wirkung dürfte erst nach Spaltung des Dibrommannits in zwei

bromhaltige Propanverbindungen S. 34 eintreten, welche wahrscheinlich ähnlich wie Epoxyde konfiguriert sind. Das Vorhandensein von Hydroxylgruppen ist eine wesentliche Voraussetzung für die cytostatische Wirkung.

Dosierung. 5–10 Tage hindurch 3–4 mg/kg/die per os [69] oder 5 Tage lang 250 mg, nach 8 Tagen Wiederholung usw. bis zur Gesamtdosis von 8 g [16].

Indikationen. Dibrommanit ist wenig toxisch und wirkt so wie Busulfan fast selektiv auf die Granulopoese, es entwickelt sich jedoch keine Kreuzresistenz.

Diesen Eigenschaften zufolge wird Dibrommannit hauptsächlich zur Behandlung von chronischen Myelosen und Polycythämien verwendet.

Nebenwirkungen. Während der Dibrommannit-Behandlung sind in erster Linie Leukopenien und Thrombocytopenien zu befürchten.

2. Mannitmyleran (Mannogranol)

hat trotz seiner Ähnlichkeit mit Busulfan in der Klinik keine Bedeutung erlangt.

3. Dibromdulcit

unterscheidet sich kaum vom Dibrommannit, hat diesem gegenüber jedoch auch keine Vorteile und wird daher nur selten verwendet.

4. Tetramesylmannit (Zitostop)

hat sich bei Behandlung der Lymphogranulomatose und der Lymphosarkomatose bewährt [69]. Weiterreichende Erfahrungen liegen noch nicht vor.

F. Nitrosoharnstoff-Derivate

wurden erst während der letzten Jahre klinisch und experimentell geprüft, haben sich als gut wirksam erwiesen und werden derzeit häufig verwendet.

Ihrer Struktur nach gehören diese Substanzen nicht zu den Alkylantien, ihre Wirkung und die Komplikationen sind jedoch den Radiomimetica ähnlich und darum werden sie von den meisten Autoren in diese Gruppe eingereiht.

Wirkungsmechanismus. Die Nitrosoharnstoff-Verbindungen alkylieren mit ihren Nitroso- und Chloräthyl-Seitenketten. Sie verursachen in der DNA gleichartige Schäden wie die Stickstofflost-Derivate [55]. Andererseits greifen diese Präparate aber auch Proteine an, hemmen Vorstufen der DNA-Synthese und verhalten sich somit ähnlich wie Antimetaboliten [68].

Eigenschaften. Die Nitrosoharnstoff-Derivate sind lipid-löslich, können die Blut-Liquor-Schranke passieren und eignen sich daher gut zur Behandlung von Tumoren im ZNS.

Bei Eintritt einer Resistenz gegenüber anderen Substanzen aus der Gruppe der Alkylantien können die Nitrosoharnstoff-Präparate ihre Wirksamkeit beibehalten, allerdings kommen auch Kreuzresistenzen vor.

Präparate

1. 1,3-bis-(2-chloräthyl)-1-nitrosoharnstoff (BCNU)

Eigenschaften. Die Halbwertszeit des BCNU beträgt weniger als eine Stunde. Im Blut sind bereits 10 Minuten nach der Applikation fast nur noch Abbauformen zu finden.

Dosierung. 1,5–2 mg/kg zweimal wöchentlich i. v. [69] oder

100 mg/m^2 alle 6 Wochen i. v. [64] oder

2–5 mg/kg i. v. alle 4–8 Wochen oder 200–300 mg/Monat [16].

Im Rahmen einer Polychemotherapie (z. B. bei Plasmocytom) sollen 0,5–1 mg/kg am ersten Tag intravenös und 10 mg/kg Cyclophosphamid i. v., außerdem 0,25–1 mg/kg Melphalan i. v. für 4–7 Tage, ferner 1 mg/kg Prednisolon 21 Tage hindurch und am 21. Tag 0,3 mg/kg Vincristin i. v. verabfolgt werden.

Indikationen. Gute Erfolge wurden bei Plasmocytomen und Lymphomen beobachtet, ferner bei Lymphogranulomatose, bei Hypernephrom, bei Hirntumoren und bei Melanomen [38, 68].

Nebenwirkungen. Als toxische Symptome treten Übelkeit, Erbrechen und Leukopenie auf, noch häufiger ist eine Thrombocytopenie und ein Haarausfall zu beobachten. Besondere Vorsicht ist bei renaler Insuffizienz geboten. Die Knochenmarksdepression wird auch bei normaler Nierenfunktion oft erst 4–6 Wochen nach der Injektion manifest.

2. 1-(2-chloräthyl)-3-cyclohexyl-1-nitrosoharnstoff (CCNU)

*Eigenschaften.*Das CCNU wird peroral verabreicht, gut resorbiert und ist wesentlich stärker wirksam als das BCNU. Auch bei dieser Verbindung ist die Wirksamkeit durch den toxischen Effekt auf das

Knochenmark begrenzt. Bei beiden Präparaten tritt die Granulocytopenie bzw. Thrombocytopenie erst 4–6 Wochen nach der Verabreichung auf, dementsprechend müssen die Therapieintervalle auf 6 Wochen ausgedehnt werden [69].

Dosierung. 2–3 mg/kg alle 6 Wochen per os [16]

Indikationen. Bisher hat sich das CCNU in den gleichen Indikationen bewährt wie das BCNU, außerdem wird es zur Behandlung von Hämoblastosen verwendet.

Nebenwirkungen. Die toxischen Symptome sind die gleichen wie nach BCNU-Verabfolgung, das späte Einsetzen der Komplikationen ist besonders zu beachten.

3. *1-(2-chloräthyl)-3-(4-methylcyclohexyl)-1-nitrosoharnstoff (Methyl-CCNU)*

wurde als letzte Verbindung der Nitrosoharnstoff-Derivate entwikkelt.

Dosierung. Das Methyl-CCNU befindet sich noch nicht sehr lange in Erprobung und die derzeit empfohlenen Dosen sind sehr unterschiedlich:

$40–170–200$ mg/m^2 Körperoberfläche sollen in einer Portion per os auf nüchternen Magen im Abstand von 6 Wochen eingenommen werden.

Indikationen. Nach bisher vorliegenden Berichten hat sich das Methyl-CCNU sowohl im Tierexperiment (bei B-16-Melanom und Lewis-Lungentumoren) als auch in der Behandlung von Patienten mit malignen Melanomen als wirksam erwiesen. Die mittlere Überlebenszeit konnte erheblich verlängert werden. Bei einem Patienten wurde eine komplette Remission für die Dauer von 18 Monaten erzielt.

Auch fortgeschrittene Mammacarcinome sprechen anscheinend noch gut auf eine Behandlung mit Methyl-CCNU an [38]. Bei Bronchialcarcinomen und Morbus Hodgkin wurden gleichfalls gute Ergebnisse erzielt [69].

Nebenwirkungen. Ähnlich wie bei BCNU ist die Knochenmarksdepression mit Thrombocytopenie und Leukopenie die wichtigste Komplikation. Toxische Nebenwirkungen sind aber anscheinend nicht unbedingt notwendige Begleiterscheinungen für einen Behandlungserfolg.

G. Piperazin-Derivate

Die Präparate dieser Gruppe zeigen in ihrer Struktur eine entfernte Ähnlichkeit mit manchen Alkylantien, das Pipobroman z. B. mit dem Dibrommannit bzw. dem Dibromdulcit und das Piposulfan mit dem Busulfan oder dem Mannitmyleran. Das ICRF 159 und das Propidin haben in ihren Strukturen, soweit sie bekannt sind, kaum noch Ähnlichkeiten mit den Radiomimetica.

1. Pipobroman (Vercyte)

beeinträchtigt die Erythropoese stärker als die Granulopoese [69]. Der Wirkungsmechanismus ist unbekannt. Als Dosis werden 0,5–4 mg/kg/die per os oder zur Dauerbehandlung 0,25–0,75 mg/kg/die per os empfohlen [69].
Indikationen. Gute Erfolge wurden mit Pipobroman vor allem in der Behandlung der Polycythaemia vera erzielt.
Nebenwirkungen können hauptsächlich in Form einer Anämie und einer Leukopenie auftreten.

2. Piposulfan (Ancyte)

ist anscheinend bei lymphoreticulären Erkrankungen wirksam. Bisher liegen Erfahrungen noch nicht in einem Ausmaß vor, welches eine abschließende Beurteilung des Präparates gestatten würde.

3. 1,2-bis-(3,5-dioxopiperazin-1-yl)-propan (ICRF 159)

zeigte sowohl im Tierexperiment als auch bei ersten klinischen Prüfungen eine kräftige cytotoxische Wirkung und kann den Effekt anderer Cytostatica sowie ionisierender Strahlen verstärken. Das Präparat hemmt den Zellcyclus in der G_2- und in der M-Phase, unterdrückt aber anscheinend auch die DNA-Synthese.
Die Substanz befindet sich noch in klinischer Erprobung.

4. Propidin

scheint wie andere Cytostatica zu wirken, aber zusätzlich auch noch das endokrine System zu beeinträchtigen.
Das Präparat wurde in Moskau entwickelt, Einzelheiten über Dosis, Indikation und Nebenwirkungen liegen noch nicht vor.

II. Die Antimetaboliten (Tabelle 3)

Struktur. Der chemische Aufbau dieser Präparate gleicht bis auf geringfügige Änderungen im Molekül einigen Substanzen, welche im Verlauf der DNA-Synthese als Vorstufen der Purin- oder Pyrimidin-Basen auftreten (Purin-Antagonisten, Pyrimidin-Antagonisten), oder sie sind Analoge von Stoffen, die als Katalysatoren an Aufbauvorgängen entscheidend beteiligt sind (Folsäure-Antagonisten – Abb. 13).

Wirkungsmechanismus. Früher nahm man an, die Antimetaboliten wären biologisch inaktiv und könnten als wertlose Surrogate die Substanzen, denen sie ähnlich sind, aus dem Zellstoffwechsel verdrängen. Inzwischen konnte nachgewiesen werden, daß die Antimetaboliten eine hohe Affinität zu den Fermenten besitzen, welche die Biosynthese fördern, sie gehen mit den betreffenden Enzymen feste Bindungen ein und blockieren auf diese Weise die Bildung von Purin- und Pyrimidin-Basen.

Durch den Ausfall der Nuclein-Basen ist die DNA-Synthese gehemmt, die Replikation sowie die Chromosomenbildung unterbleibt und eine Zellteilung ist nicht mehr möglich. Alle Antimetaboliten können daher nur während der DNA-Synthese in der S-Phase wirksam sein (Abb. 1).

Präparate

A. Folsäure-Antagonisten

Struktur. Die chemische Formel der Folsäure unterscheidet sich von ihren Antagonisten nur dadurch daß die Hydroxylgruppe in Position 4 durch eine Aminogruppe ersetzt ist (Aminopterin) und bei Amethoperin ist außerdem in Position 10 der Wasserstoff am N durch eine Methylgruppe substituiert (Abb. 13).

Im Dichlor-Amethopterin finden sich am Benzolring bei 3 und 5 je ein Chloratom. Das Amino an fol enthält wie das Aminopterin in Position 4 eine Aminogruppe und die Glutaminsäure ist durch Asparaginsäure ersetzt.

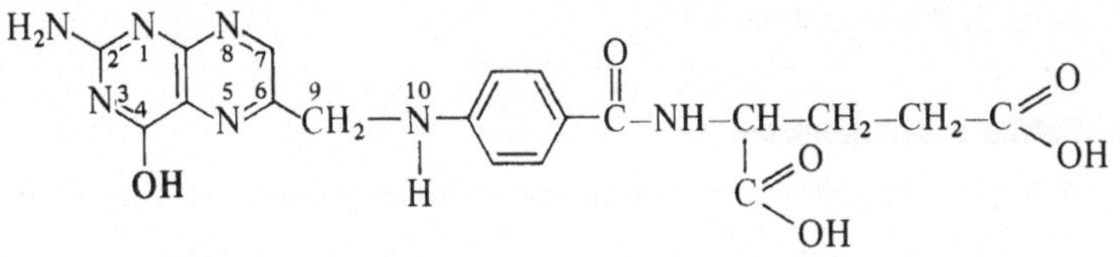

Pteroylglutaminsäure (Folsäure)

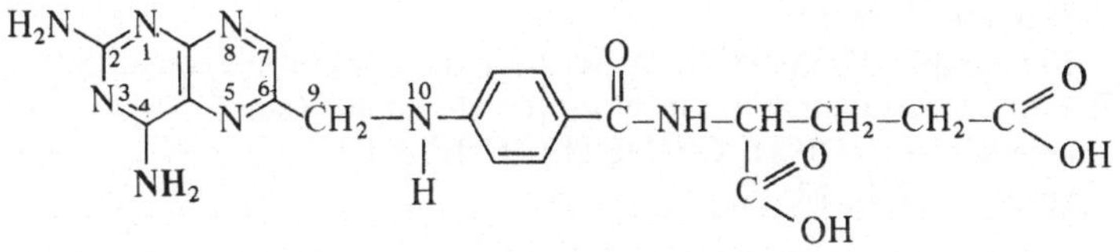

1. 4–Amino–Pteroylglutaminsäure (Aminopterin)

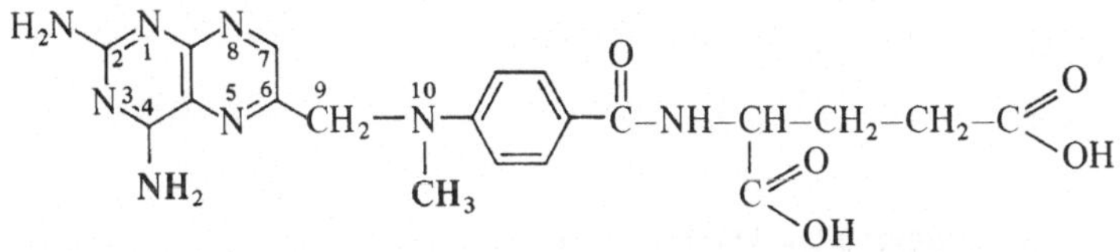

2. 4–Amino–10–Methyl–Pteroylglutaminsäure (Amethopterin)

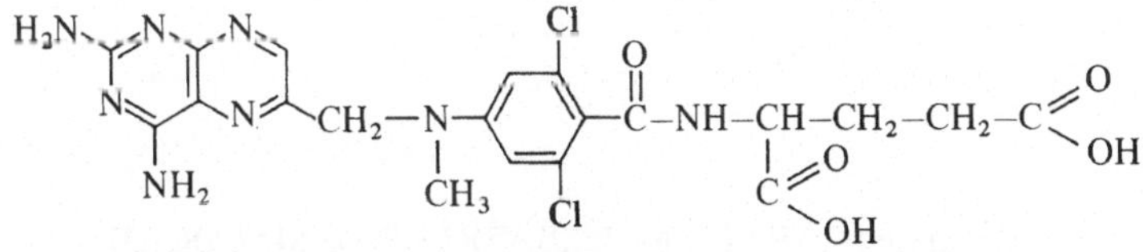

3. 4–Amino–10–Methyl–(3′,5′–Dichlor)–Pteroylglutaminsäure
(Dichlor–Ametopterin)

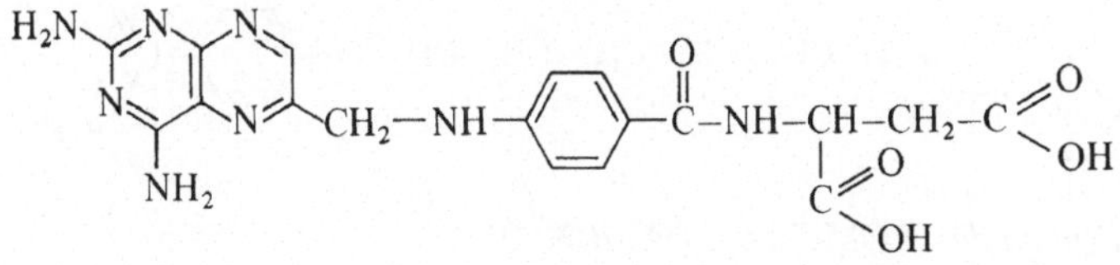

4. 4–Amino–Pteroyl–Asparaginsäure (Amino–An–Fol)

Abb. 13. Die Folsäure und ihre Antagonisten

I. Folsäure Antagonisten

1. 4-Amino-pteroyl-glutaminsäure = *Aminopterin* (AMINOPTERIN)
   Struktur: Abb. 13.
   Dosis: 1–3 mg/die per os (S. 61).
2. 4-Amino-10-methyl-pteroyl-glutaminsäure = *Amethopterin* (METHO-
   TREXAT)
   Struktur: Abb. 13.
   Dosis: 0,05–0,075 mg/kg/die per os, i. m., i. v., intraläsional. (S. 61).
3. 4-Amino-10-methyl-3'5'dichlor-pteroyl-glutaminsäure = *Dichlor-
   amethopterin* (DICHLOR-METHOTREXAT)
   Struktur: Abb. 13. (S. 76).

4. 4-Amino-pteroyl-Asparaginsäure (*Amino an fol*)
   Struktur: Abb. 13. (S. 76).

5. *4-Aminopyrimidin* (DMP) (S. 76).

6. *Pyrimethamin* (DARAPRIM, ERBAPRELINA, MALOCID)
   Dosis: 25–50 mg/die per os (S. 76).

7. *Pentamidin* (LOMIDIN, DIAMIDIN)
   Dosis: 3–4 mg/kg jeden 2. Tag i. m., 5–10 mal pro Behandlungscyclus
   (S. 76).

---

[a] Allgemeine Richtlinien siehe Fußnote S. 28

II. Purin-Antagonisten

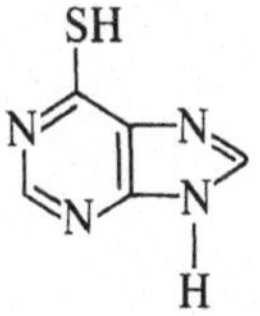

1. *6-Mercaptopurin* (PURI-NETHOL)
   Dosis: 2–3 mg/kg/die per os (S. 77).

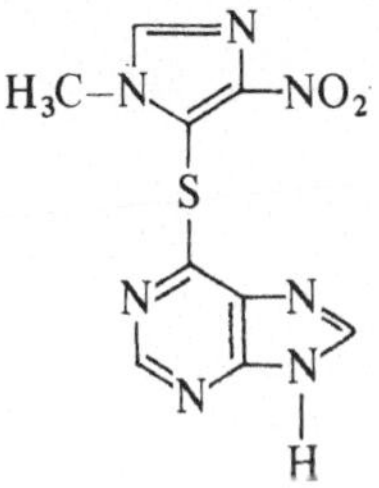

2. 6-(1 Methyl-4-nitro-imidazol-5-ylthio)-purin = *Azathioprin* (IMURAN,
   IMUREL, IMUREK)
   Dosis: 1–3 mg/kg/die per os (S. 78).

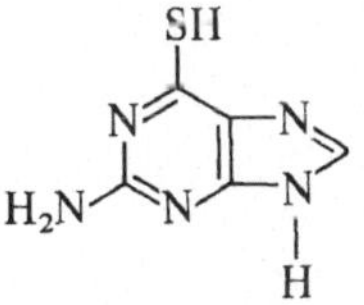

3. *6-Thioguanin* (LANVIS, THIOGUANIN WELLCOME)
   Dosis: 2–3 mg/kg/die per os (S. 81).

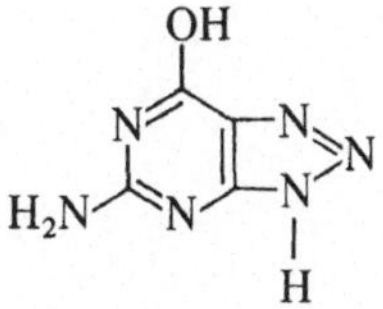

4. *8-Azaguanin*
   Dosis: 2,5 mg/kg/die per os (S. 82).

III. Pyrimidin-Antagonisten

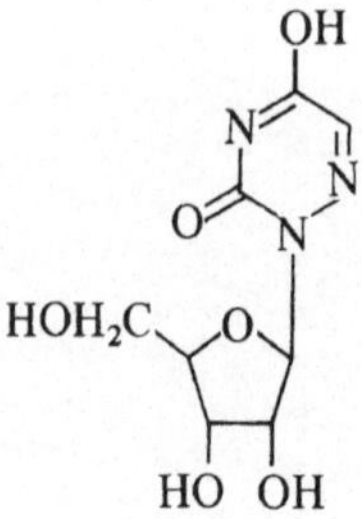

1. *6-Azauridin* (S. 83).

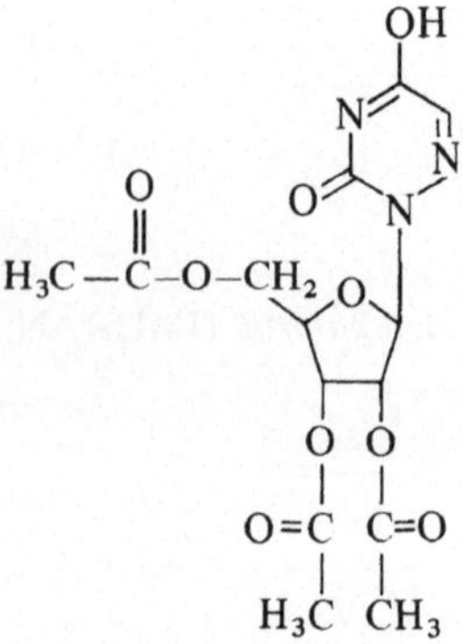

2. *Triacetyl-6-azauridin* (AZARIBINE)
   Dosis: 125–200 mg/kg/die i. v. (S. 83).

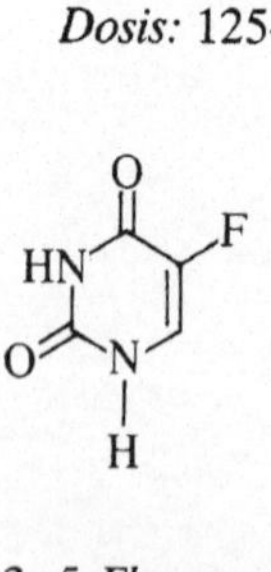

3. *5-Fluorurazil* (FLUORO-URACIL, EFUDIX)
   Dosis: 5–15 mg/kg/die i. v. *Lokalbehandlung:* 5%ige Salbe (EFUDIX)
   (S. 84).

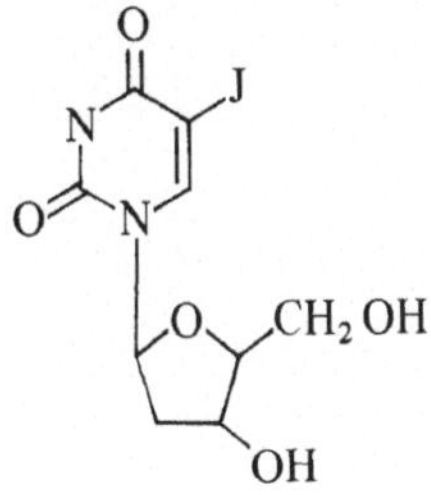

4. *5-Jod-2-desoxyuridin* (IDU, IDURIDIN, IDOXURIDIN, SYNMIOL, VIRUNGUENT)
Dosis: 100–430 mg/kg/die i. v. *Lokalbehandlung:* 0,1%ige Lösungen, 0,5%ige Salben (S. 86).

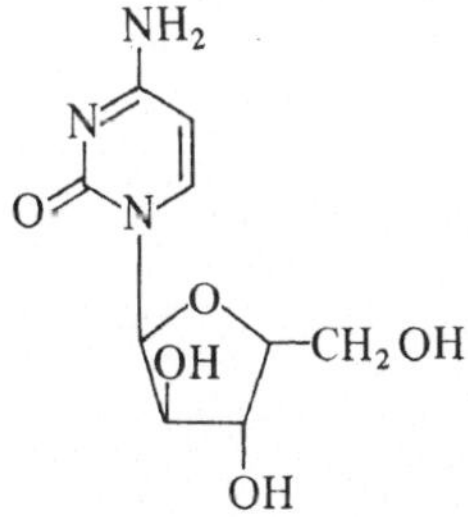

5. *Cytosin-arabinosid* (ALEXAN, CYTARABIN, CYTOSAR)
Dosis: 2–3 mg/kg/die i. v. oder 4–10 mg/kg/die per os (S. 87).

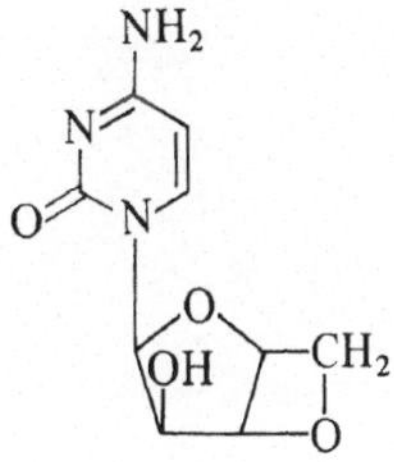

6. *Cyclocytidin* (S. 89) (CYCLO C, HJ 101, NSC 145 668)

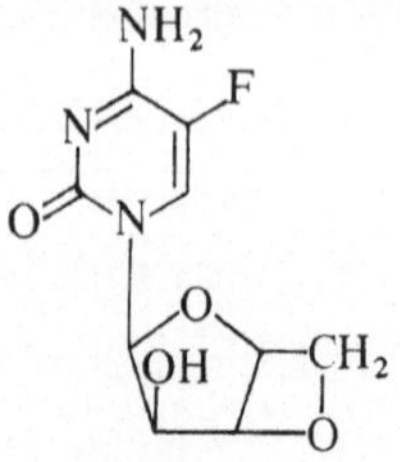

7. *Anhydroarabinosid-fluorcytosin* (**AAFC**) (S. 90).

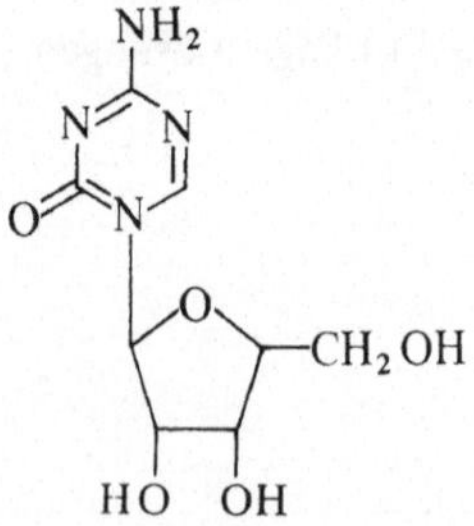

8. *5-Azacytidin* (S. 90).

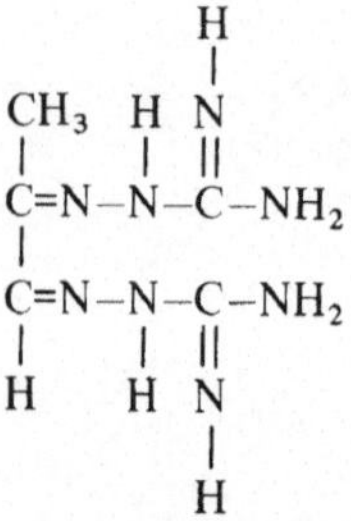

9. *Methylglyoxyl-bis-guanylhydrazon* (METHYL-GAG)
   Dosis: 2–4 mg/kg/die i. v. (S. 90).

IV. Aminosäure-Analoge

$$\overset{\ominus}{|}\overset{-}{N}=\overset{\oplus}{N}=CH-\overset{\overset{\textstyle O}{\|}}{C}-O-CH_2-\underset{\underset{\textstyle NH_3^{\oplus}}{|}}{CH}-COO^{\ominus}$$

1. *L-Azaserin* (S. 90)

$$\overset{\ominus}{|}\overset{-}{N}=\overset{\oplus}{N}=CH-\overset{\overset{\textstyle O}{\|}}{C}-CH_2-CH_2-\underset{\underset{\textstyle NH_3^{\oplus}}{|}}{CH}-COO^{\ominus}$$

2. *6-Diazo-5-oxo-L-norleucin* (DON) (S. 90).

---

1. *4-Amino-pteroylglutamin-säure (Aminopterin)*

war das erste Präparat aus der Gruppe der Folsäure-Antagonisten. Die Substanz hemmt die Folsäurereductase, sie wurde früher in Dosen von 1–3 mg/die/per os zur Leukämiebehandlung gegeben, erwies sich aber als zu toxisch und wird deshalb nicht mehr verwendet.

2. *Amethopterin (Methotrextat)*

ist das Cytostaticum, welches in der Dermatologie wahrscheinlich am häufigsten verwendet wird. Das Präparat hat sich sowohl als Immunosuppressivum als auch in der Tumortherapie sehr gut bewährt.
Eigenschaften. Die Folsäure-Antagonisten sind kompliziert gebaute Verbindungen und daher ist auch die Darstellung standardisierter Präparate schwierig. Selbst das Amethopterin ist nur zu 85% chemisch rein. Das verhältnismäßig große Molekül hat die Eigenschaften einer starken Säure und einer schwachen Base. Nach oraler Zufuhr werden nur 30–60% der verabfolgten Dosis resorbiert. 30 Minuten nach der Applikation ist das Präparat bereits im Blut nachweisbar. Die Ausscheidung erfolgt vor allem durch die Galle und die Nieren. Innerhalb von 12 Stunden verlassen 85–100% der resorbierten Dosis den Organismus mit dem Harn, der Rest wird während der folgenden 12 Stunden eliminiert. Nach intravenöser Injek-

tion sind bereits innerhalb der ersten Stunde 43% der verabfolgten Dosis im Harn nachweisbar, der Rest wird meist vor Ablauf von 6 Stunden ausgeschieden. Trotz der geringen Halbwertszeit im Plasma konnten Spuren von Amethopterin bis zu 90 Tage nach der Applikation noch in Nieren, Leber, Milz, sowie in den Schleimhäuten des Magen-Darm-Traktes nachgewiesen werden.

Patienten mit gestörter Nierenfunktion sind in erhöhtem Maße für toxische Komplikationen anfällig. Bei Niereninsuffizienz ist eine Behandlung mit Amethopterin nicht möglich.

Im Organismus diffundiert das Amethopterin nach der Resorption hauptsächlich in die extracelluläre Flüssigkeit, geringe Mengen sind auch im Liquor cerebrospinalis nachweisbar. Die Hälfte der Dosis wird reversibel an Serumproteine gebunden und kann durch Salicylate oder Sulfonamide freigesetzt werden. Eine interkurrente Gabe dieser Medikamente bewirkt somit unter Umständen nicht nur eine erhebliche Steigerung der Amethopterin-Wirkung, sondern verstärkt auch die Gefahr des Auftretens toxischer Komplikationen und sollte deshalb vermieden werden oder nur unter besonderen Vorsichtsmaßnahmen erfolgen.

Wirkungsmechanismus. Der Effekt des Amethopterins beruht auf einer Hemmung der Dihydrofolsäurereductase (Abb. 14–18). Dieses Enzym fördert die Bildung einer Reihe von Substanzen, welche für die Biosynthese von großer Bedeutung sind. Die Blockierung der Dihydrofolsäurereductase hat daher vielfältige Folgen. Am wesentlichsten dürfte sich der Ausfall der 5-Formyl-tetrahydrofolsäure, der 10-Formyl-tetrahydrofolsäure und der 5,10-Methenyl-tetrahydrofolsäure auswirken, weil dadurch eine Hemmung der Purinring-Synthese eintritt. Das Fehlen der 5,10-Methylen-tetrahydrofolsäure führt schließlich zu einem Zusammenbruch der Thyminbildung (Abb. 14, 15, 16, 17, 18).

Das Amethopterin hat eine kräftige carzinotoxische und immunosuppressive, aber nur eine geringe antiinflammatorische Wirkung. Positive Hautteste können während einer Amethopterin-Therapie negativ werden [66].

Dosierung. Für die vielfachen Indikationen haben sich mehrere, zum Teil sehr unterschiedliche Behandlungsformen bewährt.

Zur Therapie von Carcinomen und Leukämien wird die Gabe von 0,05–0,075 mg/kg/die (1,25–7,5 mg/die per os) oder 20–50 mg/

Woche i. v. oder i. m. oder intrathecal 20 mg/Woche empfohlen
[16] oder
0,05–0,15 mg/die per os oder 0,07–0,05 mg/kg i. v. in Abständen
von 7–10 Tagen oder 0,1–0,5 mg/kg intrathecal [69] oder
2,5–5 mg/die per os oder 25–50 mg/Woche i. v. [55] oder
1–2 mal/Woche 2,5–5 mg/die per os oder
10 mg intrathecal, 1–2mal /Woche [64] empfohlen.

Intraläsional kann das Amethopterin gleichfalls in den erwähnten
Dosen und Intervallen gegeben werden. Das Präparat kann für diesen Zweck mit physiologischer Kochsalzlösung im Verhältnis 1 : 1
oder 1 : 2 verdünnt werden.

Die intraläsionale Verabfolgung ist als palliative Maßnahme nur für
jene Patienten mit Neoplasien an der Körperoberfläche gerechtfertigt, welche eine kurative Behandlung (z. B. Excision, Bestrahlung)
nicht vertragen würden.

Als *hochdosierte Stoßtherapie* können 2–5 mg/kg gegeben werden.
Einige Autoren verabfolgten innerhalb von 48 Stunden 6mal (im
Abstand von jeweils 8 Stunden) eine Dosis von 75 mg/m^2 intravenös, intramusculär oder peroral. 8 Stunden nach der letzten Ame-
thopterin-Injektion erhielten die Patienten das Antidot LEUKO-
VORIN in einer Dosis von 25 mg/m^2. Die gleiche Menge wurde
während der folgenden 4 Tage alle 6 Stunden (insgesamt 16mal)
gegeben. Diese Art der Behandlung, welche auch als Rescue- oder
JAFFE-Schema bezeichnet wird, ist nach Ansicht mancher Autoren
die wirksamste Form der heute üblichen Chemotherapie von Carcinomen [Literatur bei 48] und bewährt sich sogar bei Kuochenmeta-
stasen.

Andere Autoren verabfolgten noch größere Mengen und gaben zunächst 100–300 mg/kg als Infusion innerhalb von 4–24 Stunden.
Bei entsprechender Verträglichkeit wurde die Dosis jeweils um 100
mg/kg bis zum Maximum von 750 mg/kg erhöht. 2–12 Stunden
nach der Infusion bekamen die Patienten 12mal im Abstand von 6
Stunden 9 mg LEUKOVORIN per os [48].

Die hochdosierte Therapie kann auch in Form der intraarteriellen
Perfusion gegeben werden. Das Amethopterin wird in solchen Fällen in die Arterie, welche das Tumorgebiet versorgt mittels einer
Motorspritze kontinuierlich eingebracht und der Gesamtorganismus
durch LEUKOVORIN-Gaben vor toxischen Nebenwirkungen
geschützt.

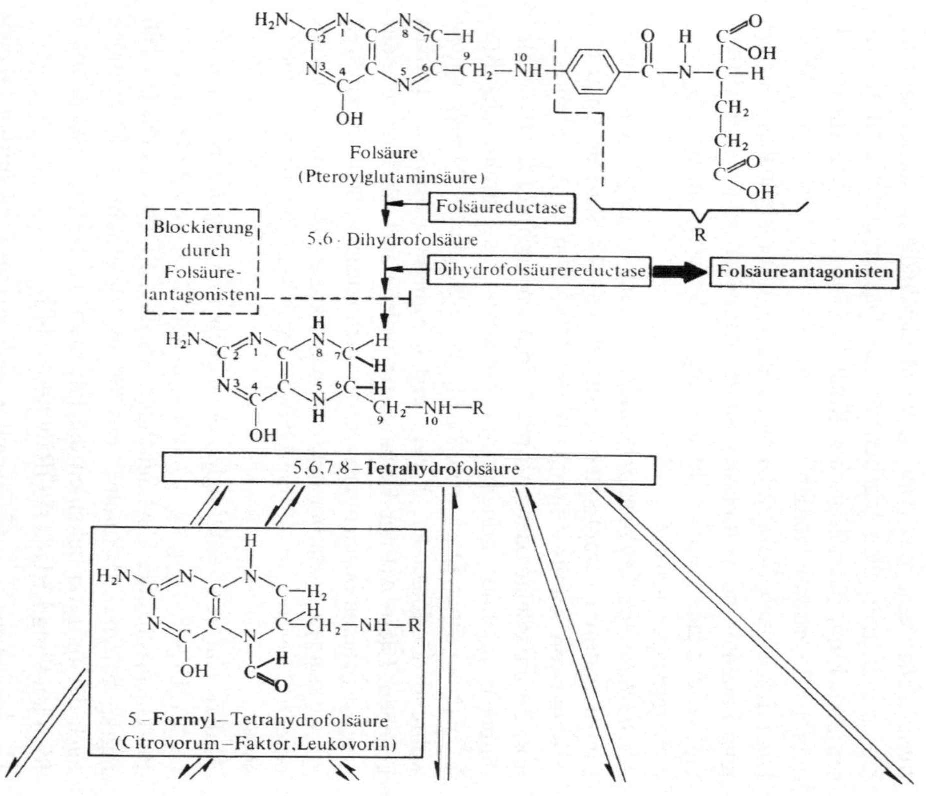

Folsäure
(Pteroylglutaminsäure)
R
Folsäureductase
5,6 - Dihydrofolsäure
Blockierung
durch
Folsäure-
antagonisten
Dihydrofolsäurereductase
Folsäureantagonisten
5,6,7,8 - Tetrahydrofolsäure
5 - Formyl - Tetrahydrofolsäure
(Citrovorum - Faktor, Leukovorin)

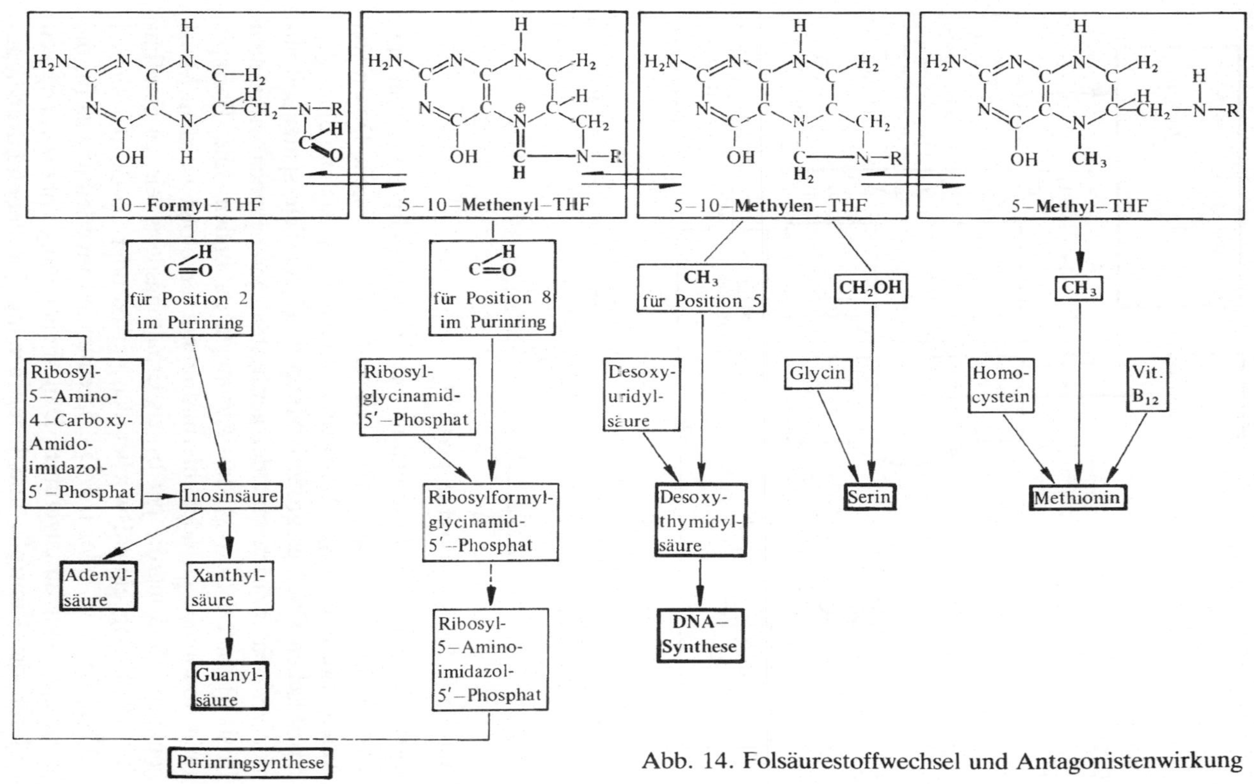

Abb. 14. Folsäurestoffwechsel und Antagonistenwirkung

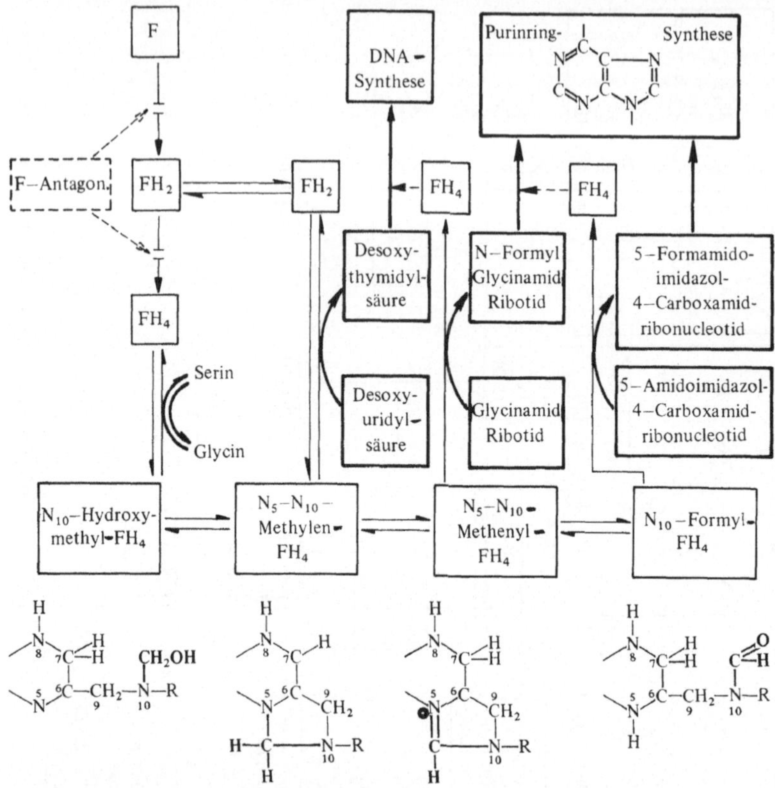

Abb. 15. Folsäurestoffwechsel [nach 25]

Immunosuppressive Behandlung. Für die Unterdrückung von Immunreaktionen werden individuell sehr unterschiedliche Dosen von Amethopterin benötigt. Meist sind anfangs zur Erzielung eines therapeutischen Effektes größere Mengen erforderlich; später soll immer versucht werden, mit der geringsten, gerade noch wirksamen Dosis (Erhaltungsdosis) das Auslangen zu finden. Die Therapie kann kontinuierlich oder intermittierend verabfolgt werden. Meist genügen 2,5–5 mg/die per os, als Erhaltungsdosis reichen gewöhnlich 15–35 mg einmal wöchentlich per os oder 10–30 mg einmal wöchentlich i. m. oder i. v. Die parenterale Einverleibung ist für die meist ambulant durchgeführte Dauerbehandlung vorzuziehen, weil dadurch die Kontrolle und Überwachung der Patienten eher gewährleistet ist als bei Verordnung von Amethopterin in Form von Tabletten.

Psoriasis. Die Anwendung von Amethopterin zur Behandlung der Psoriasis ist nur bei schweren und therapieresistenten Verlaufsformen gerechtfertigt, entsprechende Richtlinien finden sich im Abschnitt „Indikationen" S. 73. Während der vergangenen 20 Jahre wurde eine Unzahl von Behandlungsempfehlungen veröffentlicht, im Folgenden sind die wichtigsten wiedergegeben:

α) Täglich 2,5–7,5 mg per os durch 5 Tage, dann 3 Tage Pause, oder

β) 2,5 mg/die per os 12–14 Tage hindurch, dann 10 Tage Pause, insgesamt 4–5 solche Cyclen.

γ) 15–35 mg einmal wöchentlich per os.

δ) 10–50 mg einmal wöchentlich oder alle 3 Wochen einmal i. m. oder i. v.

ε) 3 × 2,5–7,5 mg per os im Abstand von 12 Stunden.

Diese letzte Dosisempfehlung ist dem Mitosecyclus der Psoriasis angepaßt (Teilungsintervall: 37,8 Stunden, Tabelle 1), hat sich in dieser Indikation gut bewährt und kann einmal pro Woche gegeben werden.

Eigene Erfahrungen überblicken einen Zeitraum von 13 Jahren und umfassen ein Krankengut von mehreren hundert Patienten. Nach Auswertung der Beobachtungen wurde die perorale Behandlung vor 7 Jahren verlassen, weil selbst bei kleinen Dosen von 2,5–5 mg/die oder alternierend jeden 2. Tag gegeben, relativ häufig Blutbildveränderungen, Stomatitis und gastrointestinale Beschwerden auftraten. Nach Übergang zur Verabfolgung von 15–30 mg/Woche i. v. evt. verteilt auf 2 Gaben traten bei gleich gutem Effekt keine Komplikationen mehr auf. Die Einnahme von drei Dosen zu 2,5–5 mg im Abstand von 12 Stunden einmal pro Woche wird nur noch bei besonderen Erkrankungsformen verordnet [Literatur bei 39, 41, 42].

Indikationen

a) Immunosuppressive Therapie. Pemphigus vulgaris, Pemphigus vegetans, und Pemphigus foliaceus sprechen auf eine Amethopterin-Behandlung gut an. Das Präparat senkt zwar den Titer der gegen die Intercellularsubstanz gerichteten Antikörper, kann aber anscheinend die Mundschleimhautlaesionen nicht oder nur geringfügig beeinflussen, weil die Regeneration der Mucosa gestört ist (s. Nebenwirkungen). Gute Erfolge konnten auch bei bullösem Pemphigoid,

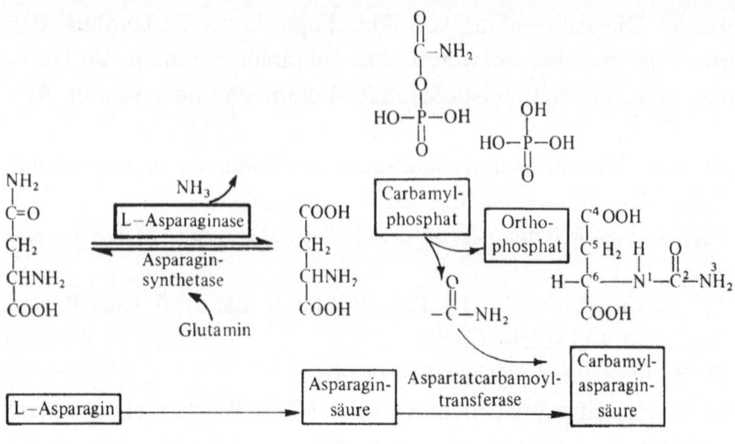

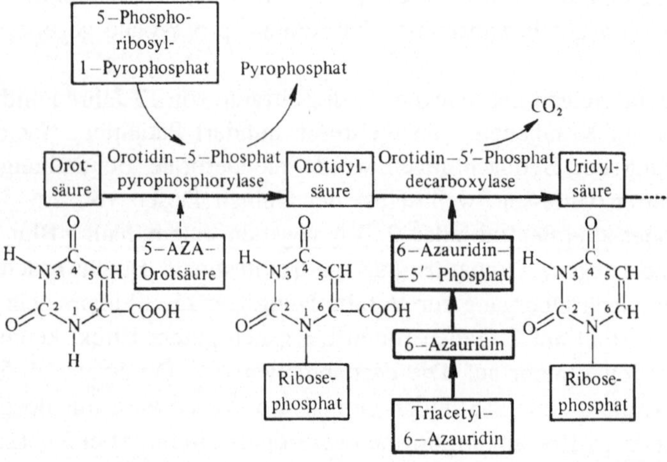

Abb. 16. Angriffspunkte der Pyrimidin-Antagonisten und der L-Aspragi-
nase

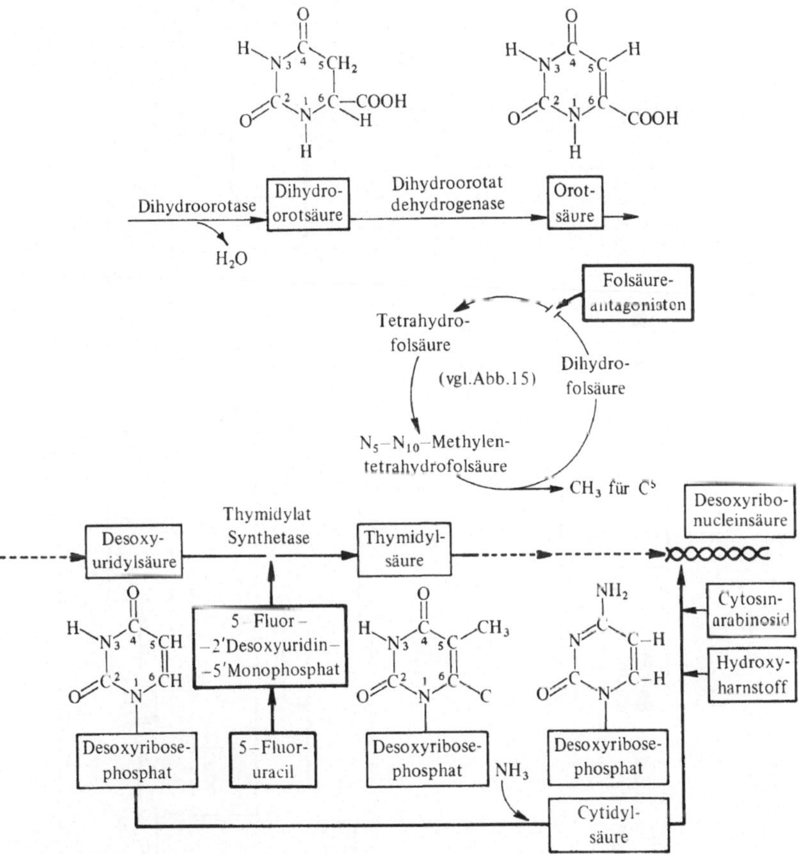

Abb. 16. Angriffspunkte der Pyrimidin-Antagonisten und der L-Asparaginase

Purin-Biosynthese
5-Phosphoribosyl 1-Pyrophosphat
Glutamin
Hemmung der Pseudorück-koppelung
6MPR
5-Phospho-ribosylamin
6MPR
Inosin-monophosphat
6MPR
6MP
Xanthin-monophosphat
6-TG
Desoxyguanosin-monophosphat
Adenosin-monophosphat
Desoxyadenosin-monophosphat
Desoxyribonucleinsäure
Cytidin-monophosphat
CYA
Desoxycytidin-monophosphat
Pyrimidin-Biosynthese
Carbamyl-Phosphat
Carbamyl L-Asparaginat
6-AU
Uridin-monophosphat
Desoxyuridin-monophosphat
Thymidylat-synthetase
FDUMP
5-FU
Desoxythymidin-monophosphat
Asparaginsäure
Folsäure-reductase
Folsäure
FA
Dihydro-folsäure
Dihydrofolsäure-reductase
AMP
FA
Tetrahydro-folsäure
N10-Formyl-tetrahydro-folsäure
C1
Oxydation

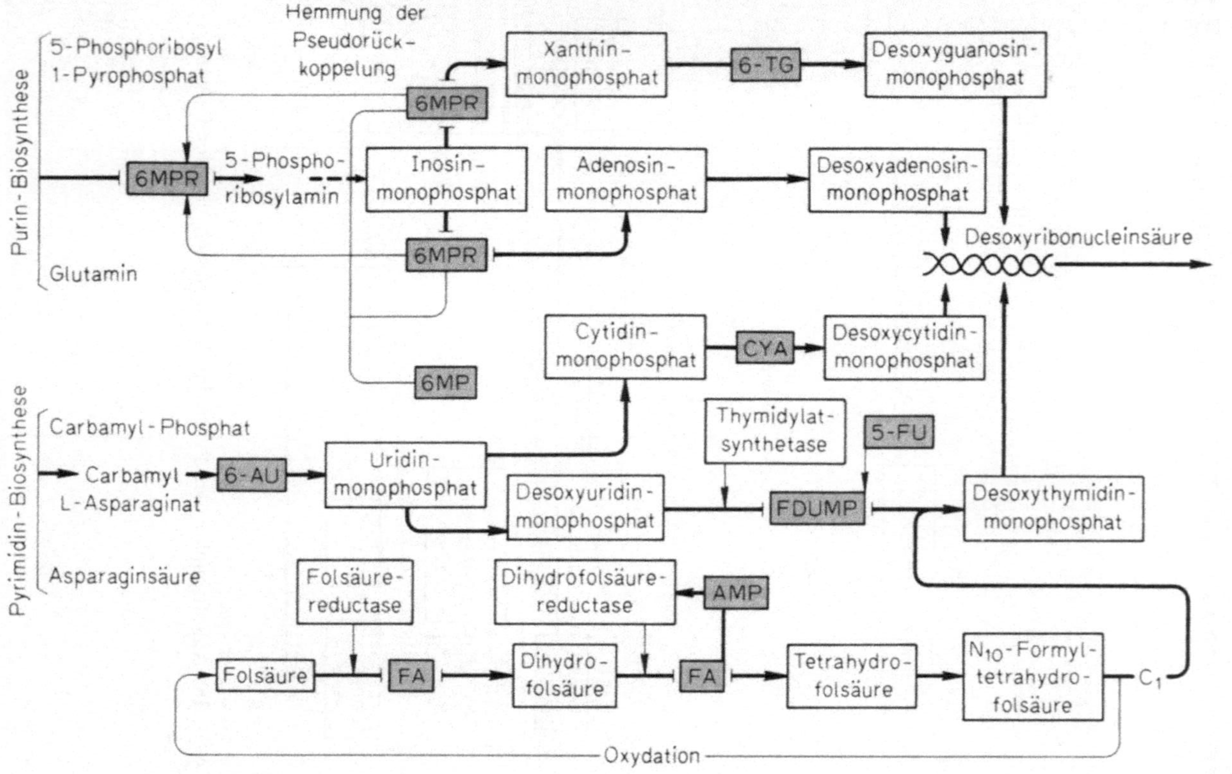

70

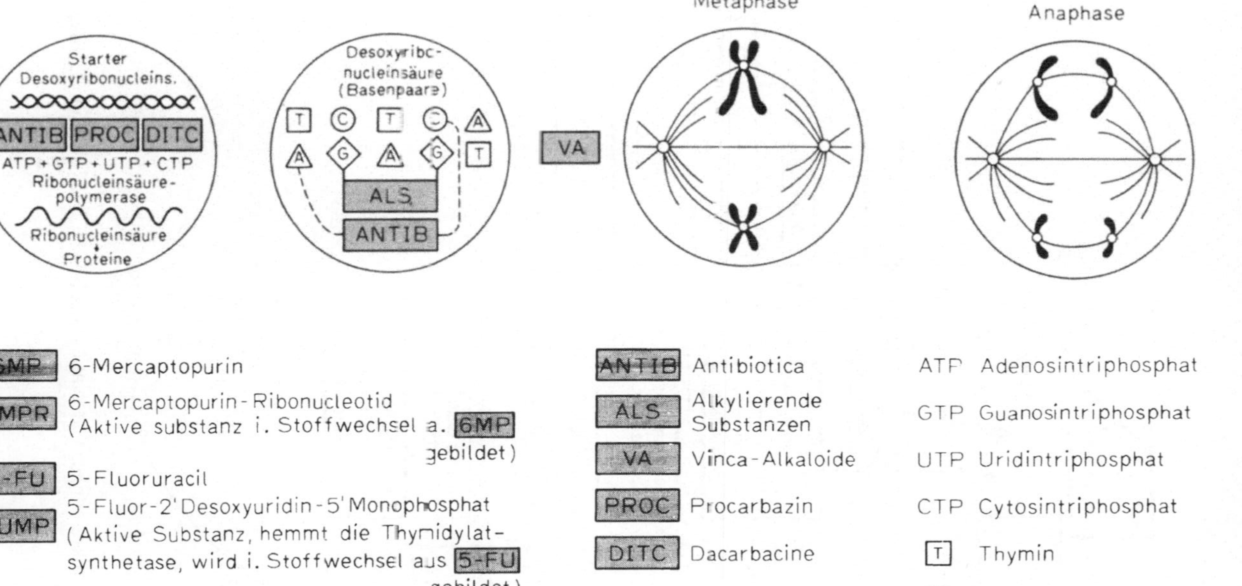

Abb. 17. Angriffspunkte der Cytostatica

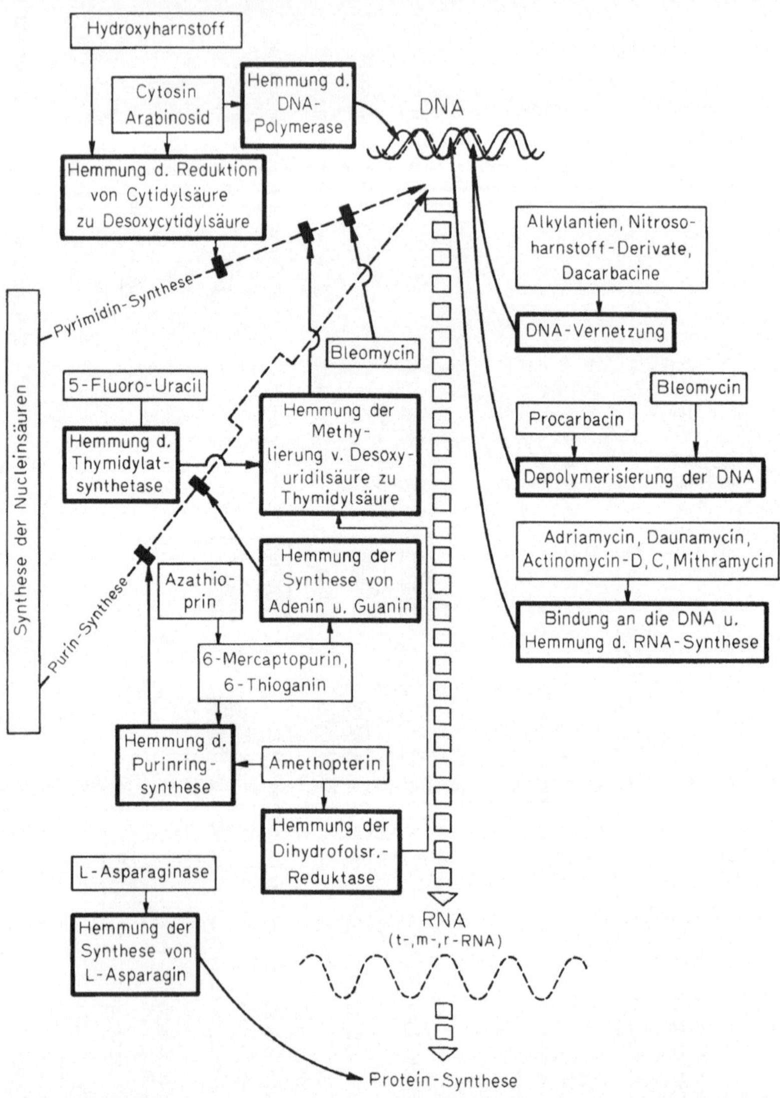

Abb. 18. Angriffspunkte einiger Cytostatica [nach I. H. Krakoff, Sience **184**, 972 (1974)]

bei Wegener-Granulomatose, Granuloma gangraenescens (= granuloma malin centro-facial Woods-Degos = midline lethal granuloma), Pyoderma gangraenosum, Vasculitis allergica Ruiter, steroidresistenten Formen von Dermatomyositis, Erythematodes, Sarkoidose (Besnier-Boeck-Schaumann) und bei Reiter-Syndrom erzielt werden.

Die Pityriasis lichenoides chronica (ac varioliformis acuta) kann gleichfalls durch eine Behandlung mit Amethopterin gebessert werden, allerdings ist nicht sicher, ob diese Erfolge ausschließlich auf immunosuppressiven Mechanismen beruhen, oder z. T. auch auf einen cytostatischen Effekt zurückzuführen sind.

b) Psoriasis. Die Verabfolgung von cytotoxischen Substanzen zur Behandlung einer gutartigen Erkrankung soll nicht nur wegen der Gefährdung des Patienten durch akute toxische Komplikationen vermieden werden, sie muß auch solange auf wenige besonders begründete Indikationen beschränkt bleiben, bis die Möglichkeit des Auftretens maligner Spätfolgen mit Sicherheit ausgeschlossen werden kann (s. S. 74, 75).

Eine Indikation für die Therapie der Psoriasis mit Amethopterin können nur ausgedehnte Formen der Erkrankung sein, die der herkömmlichen Behandlung gegenüber resistent sind oder mit anderen Mitteln nicht beeinflußt werden können, z. B. die Athropathie, die Erythrodermie und die Psoriasis pustulosa. Auch eine Lokalisation am Kopf, im Gesicht und an den Händen kann bedingt als Indikation gelten, wenn der Patient durch die Psoriasis beruflich behindert, in seiner gesellschaftlichen Stellung beeinträchtigt oder in anderer Weise benachteiligt ist.

Sehr viele Cytostatica haben einen antipsoriatischen Effekt, die beste Wirkung bei geringster Gefährdung scheint nach bisherigen Erfahrungen die Behandlung mit Amethopterin zu gewährleisten. Eine solche Therapie ist, besonders wenn sie kurzfristig angewendet wird, auch der systemischen Verabfolgung von Corticosteroiden vorzuziehen.

Eine Kombination von Amethopterin mit Hydroxyharnstoff bringt keine Vorteile. Bei gemeinsamer Anwendung mit Corticosteroiden scheint ein geringgradiger synergischer Effekt aufzutreten, jedoch nicht in einem Ausmaß, das eine Kombination der beiden Präparate für die Psoriasisbehandlung rechtfertigen würde.

Andere Methoden der Therapie, vor allem die bewährte lokale Anwendung von Cignolin oder Pyrogallus-Präparaten sowie Bucky-Bestrahlungen oder Ultraviolett-Expositionen können gemeinsam mit vorsichtiger Amethopterin-Therapie im Rahmen eines Behandlungsplanes gute Erfolge bringen. Mit zunehmender Rückbildung kann das Cytostaticum reduziert und schließlich abgesetzt werden. Erfahrungen über die gleichzeitige Anwendung von Amethopterin und der Photochemotherapie (UV-A-Bestrahlungen + 8-Methoxypsoralen s. S. 91) liegen bisher nicht vor; es besteht aber auch kaum eine Notwendigkeit, die beiden Methoden zu kombinieren.

c) Maligne Neoplasien. Mycosis fungoides und Retikulosen sprechen zunächst meist gut an, werden jedoch gewöhnlich bald resistent und können dann durch eine Polychemotherapie oder durch andere Cytostatica (z. B. Pflanzenalkaloide) eventuell bei gleichzeitiger Röntgenbestrahlung zur Remission gebracht werden.

Keratoacanthome, die floride orale Papillomatose, metastasierende Formen von Dermatofibrosarcoma protuberans und von Carcinomen können durch eine Monotherapie mit Amethopterin meist vorübergehend zur Rückbildung gebracht werden.

Die besten Ergebnisse wurden bei Knochentumoren und Sarkomen erzielt.

Das Amethopterin ist ein wichtiger Bestandteil der Polychemotherapie und wird vor allem zur Synchronisation der Tumorzellen eingesetzt.

Nebenwirkungen. Fast alle auf S. 18ff. angeführten toxischen Erscheinungen können vorkommen, am häufigsten die Knochenmarksdepression (Leukopenie, Thrombocytopenie, selten Pancytopenie oder aplastische Anämie) und Schleimhautdefekte (Stomatitis erosiva), manchmal auch Ulcera im Bereiche der Mundschleimhaut oder des Magen-Darmtraktes.

Leberschäden sind anscheinend bei kontinuierlicher Therapie häufiger zu beobachten als bei intermittierender Behandlung. Meistens ist die Ursache eine Kumulation mehrerer schädigender Noxen (z. B. Alkoholismus). Im eigenen Krankengut konnten selbst nach protrahierter, relativ hoch dosierter Behandlung bei Mycosis fungoides weder in den Serumproben noch im Lebergewebe (Punktion, Autopsie) Zeichen einer bleibenden Schädigung gefunden werden [42]. Maligne Tumoren können, einzelnen Literaturberichten zufolge, als

Spätkomplikationen nach Langzeitbehandlung an der Haut und an inneren Organen vermehrt auftreten. Andererseits wurden im Rahmen einer exakten Studie 17 Jahre nach Einführung der Psoriasistherapie mit Amethopterin 205 Patienten einberufen und genau durchuntersucht: maligne Neoplasien waren bei diesen Personen nicht häufiger zu finden als bei der unbehandelten Bevölkerung. Ganz allgemein wurden Malignome nach Amethopterin-Therapie seltener beobachtet als nach Verabfolgung anderer Cytostatica [14]. Neueren Publikationen zufolge ist bisher in keinem einzigen Fall ein Zusammenhang zwischen dem Auftreten der Tumoren und der vorhergegangenen Amethopterin-Behandlung einwandfrei nachgewiesen worden [Literatur bei 61 und 79]. Dennoch ist äußerste Vorsicht bei der Anwendung, genaue Beachtung der angeführten Indikationen sowie eine exakte Kontrolle während und nach der Therapie ein unerläßliches Gebot für jede cytostatische Behandlung. Auch das Amethopterin bildet diesbezüglich keine Ausnahme.

Kontrollen während der Therapie. Die im ersten Teil (S. 23, 24) angeführten periodischen Kontrolluntersuchungen sind während der Amethopterin-Behandlung sorgfältig zu beachten, besonders die laufende Überprüfung des Blutbildes und der Leberfunktionsproben. Während einer Langzeittherapie sollen eventuell im Abstand von 12–15 Monaten die Leberbefunde durch eine Biopsie ergänzt werden.

Antidota. Die toxischen Folgen einer Überdosierung von Amethopterin bleiben aus, wenn innerhalb von 2–4 (vielleicht sogar bis 6) Stunden nach der Verabfolgung des Cytostaticums 3–6 mg 5-Formyl-tetrahydrofolsäure (= Folinsäure = Citrovorum-Faktor = LEUKOVORIN) gegeben wird. Bereits eingetretene Schäden kann das LEUKOVORIN nicht mehr beseitigen, aber mit der Verabfolgung dieses Präparates läßt sich ein weiteres Fortschreiten der ungünstigen Nebenwirkungen aufhalten oder mildern [8, 25]. Komplikationen während der Behandlung lassen sich auch in jedem Stadium der Entwicklung rasch und wirksam durch die Zufuhr jener Substanzen beseitigen, deren Biosynthese das Amethopterin hemmt. Als Antidotum kann daher neben dem LEUKOVORIN auch eine Mischung aus Thymidin, Hypoxanthin (oder Adenin) und Glycin gegeben werden [25].

3. Dichlor-amethopterin (Dichlor-Methotrexat)

ist nach bisherigen Erfahrungen im Tierversuch gleich gut wirksam wie das Amethopterin, aber etwas weniger toxisch. Erste klinische Studien scheinen die experimentell gesammelten Erfahrungen zu bestätigen.

4. 4-Amino-pteroyl-asparaginsäure (Amino an fol),

eine neue Entwicklung in der Gruppe der Folsäure-Antagonisten, befindet sich noch im Stadium der Erprobung.
Die drei folgenden Verbindungen gehören nicht zu den Folsäure-analogen, sind aber Folsäure-Antagonisten.

5. 4-Aminopyrimidin

hemmt gleichfalls die Dihydrofolsäurereductase. Die Antitumorwir-kung dieser Substanz dürfte aber auch noch auf andere molekulare Angriffspunkte zurückzuführen sein. Außerdem wird das 4-Amino-pyrimidin anscheinend mit Hilfe anderer Transportmechanismen durch die Membran in die Zelle gebracht als das Amethopterin, und damit wäre eine Wirksamkeit dieser Substanz bei Amethopterin-re-sisten Tumoren möglich.

6. Pyrimethamin (Daraprim, Erbaprelina, Malocid)

ein Medikament, das in Dosen von 25–50 mg/die p. os zur Behand-lung der Malaria und der Toxoplasmose verwendet wird, beein-trächtigt gleichfalls den Folsäure-Stoffwechsel. Die Substanz kann die Blut-Liquor-Schranke passieren und wird deshalb zur Behand-lung von meningealen Leukämien verwendet [69].

7. Pentamidin (Lomidin, Pentamidin-isothionat = Diamidin)

wird zur Behandlung der Pneumocystose (interstitielle plasmacellu-läre Pneumonie, verursacht durch Pneumocystis carinii), der visce-ralen Leishmaniose (KALA-AZAR, verursacht durch Leishmania donovani) sowie der Infektionen mit Leishmania brasiliensis in Do-sen von 3–4 mg/kg i. m. täglich oder jeden 2. Tag, 5–10 Injektionen pro Serie gegeben. Zur Prophylaxe der Trypanosomiasis genügen 250 mg alle 4–6 Monate einmal im.
Die Substanz kann auch die Dihydrofolsäurereductase hemmen, sie hat sich in der Behandlung von Lymphomen an Mäusen und in der Therapie des Walker-256-Carcinoms selbst dann bewährt, wenn diese Malignome gegen Amethopterin resistent waren.

Das Pentamidin kann die Zellmembranen ohne Schwierigkeiten passieren und ist in dieser Beziehung anderen Folsäure-Antagonisten überlegen.

Die toxischen Nebenwirkungen, vor allem Blutdruckabfall, Übelkeit, Erbrechen, Kopfschmerzen, Tachykardie, Atemlosigkeit, manchmal auch Atemstillstand und akute Todesfälle begrenzen die Verwendbarkeit dieses Präparates.

B. Purin-Antagonisten

1. 6-Mercaptopurin (Puri-Nethol)

Wirkungsmechanismus. 6-Mercaptopurin wird im Organismus in 6-Mercaptopurinribotid umgewandelt, welches die Phosphoribosyl-Pyrophosphat-Transferase hemmt. Dieses Enzym katalysiert den ersten Schritt der Purin-Biosynthese, die Umwandlung von 5-Phosphoribosyl-1-pyrophosphat in 5-Phospho-ribosyl-1-amin [12, 55]. Der Ausfall des Enzyms behindert die Bildung eines Grundstoffes für die Inosinsynthese (Abb. 17, 18). Außerdem wird durch das 6-Mercaptopurin die Inosinmonophosphatdehydrogenase und die Adenylsuccinatsynthetase gehemmt [55], wodurch die Synthese von Xanthinmonophosphat, von Adenosinmonophosphat und von Guanosinmonophosphat unterbrochen ist. Schließlich fehlen beide Purinbasen (Adenin und Guanin) für den Aufbau der DNA (Abb. 17, 18).

Das 6-Mercaptopurin diffundiert nach intravenöser Injektion rasch in die Gewebe, die Halbwertszeit im Blut beträgt etwa 90 Minuten. Die Substanz wird schnell metabolisiert und mit dem Harn ausgeschieden. Ein Großteil wird unter dem Einfluß der Xanthinoxydase in 6-Thioharnsäure, ein biologisch-inaktives Stoffwechselprodukt umgewandelt. Ein kleinerer Anteil der resorbierten Dosis wird als methyliertes 6-Thioguanin ausgeschieden.

Oral verabreichtes 6-Thioguanin wird rasch resorbiert, die Halbwertszeit im Serum beträgt etwa $1-1^1/_2$ Stunden.

Dosierung. Zur Tumorbehandlung werden 2,5 mg/kg/die per os [16, 55, 64] oder 2–3 mg/kg/die per os [69] oder zur Dauertherapie 50–150 mg/die [16] oder 1,5–2,0 mg/kg/die [69] gegeben.

Indikationen. Das 6-Mercaptopurin wird hauptsächlich in der Leukämiebehandlung [69] sowohl bei akuten [16] als auch bei chronischen [55, 64] Formen verwendet. Besonders gut scheint sich das Präparat in der Therapie der akuten Lymphocytenleukämie zu bewähren [55, 64]. Auch das Chorionepitheliom spricht auf eine 6-Mercaptopurin-Behandlung gut an.

Nebenwirkungen. Toxische Komplikationen sind selten und meist nur geringgradig. Nach Verabfolgung hoher Dosen kann eine Knochenmarksdepression mit Leukopenie auftreten.

Die gleichzeitige Gabe von Allopurinol (ZYLORIC) steigert die Wirkung des 6-Mercaptopurins und damit auch die Gefahr des Auftretens toxischer Komplikationen. Nähere Angaben über den Einfluß des Allopurinols auf das 6-Mercaptopurin finden sich im Kapitel „Allopurinol" (S. 82).

2. Azathioprin (Imuran, Imurel, Imurek)

ist nicht nur in der Dermatologie, sondern wahrscheinlich auch in anderen Disziplinen der Medizin das am häufigsten verwendete Immunosuppressivum.

Der *Wirkungsmechanismus* ist noch nicht ganz geklärt. Im Organismus wird das Azathioprin gespalten und in 6-Mercaptopurin umgewandelt, wirkt aber dann anscheinend doch etwas anders. Im Harn werden 2,2% unverändert als Azathioprin ausgeschieden, der Großteil wird jedoch nach Umwandlung in 6-Mercaptopurin durch die Xanthinoxydase gespalten und in Form der 6-Thioharnsäure durch die Nieren eliminiert. Bei niereninsuffizienten oder anurischen Patienten steigt die Toxicität auf das Doppelte an [64]. Während einer Allopurinol-Therapie muß die Azathioprin-Dosis um ein Viertel bis ein Drittel der ansonsten verabreichten Mengen reduziert werden.

Im Tierversuch beträgt die Toleranzgrenze für 6-Mercaptopurin 5 mg/kg und für Azathioprin 25 mg/kg. Zur Behandlung der Leukämie werden vom 6-Mercaptopurin 150 mg/die und vom Azathioprin 450 mg/die benötigt. Die Verabfolgung von 5-Bromdesoxyuridin verstärkt den immunosuppressiven Effekt des 6-Mercaptopurins, die Wirkung von Azathioprin wird dadurch nicht beeinflußt. Auch diese Beobachtungen sprechen für Unterschiede im Wirkungsmechanismus der beiden Präparate.

Das Azathioprin und das 6-Mercaptopurin können manchmal die

IgM- und die IgG-Produktion um 30%–40% senken. Dieser Effekt ist allerdings meistens nicht sehr ausgeprägt. Die Serum-Globulin-Werte bleiben konstant. Beide Präparate dämpfen sehr stark die cellulären Immunitätsreaktionen, während der Ablauf der humoralen Abwehrmechanismen und damit die Antikörperproduktion nach Antigenzufuhr meistens kaum beeinträchtigt wird.

Der cytostatische Effekt des Azathioprins hemmt die Zellproliferation nach Antigenkontakt und zerstört die stimulierten Lymphocyten [64]. Für die Antikörperproduktion in den Plasmazellen ist u. a. eine kontinuierliche Synthese von mRNA notwendig und diese Vorgänge werden durch Azathioprin offensichtlich nicht wesentlich gestört. Im Tierexperiment wird nach Abbruch einer Behandlung mit 6-Mercaptopurin bei neuerlicher Antigenexposition die humorale Immunantwort eher gesteigert als unterdrückt.

Das 6-Mercaptopurin wird hauptsächlich in der Tumortherapie, das Azathioprin fast ausschließlich als Immunosuppressivum verwendet. Beide Substanzen haben eine ausgeprägte, entzündungshemmende Wirkung.

Dosierung. Die immunosuppressive Behandlung versucht auch bei Anwendung von Azathioprin stets mit der geringsten, noch wirksamen Dosis auszukommen. Die Mengen, welche für die Unterdrückung der Abwehrreaktionen benötigt werden, sind daher individuell sehr unterschiedlich. Die Dauer der Behandlung, die Einzel- und die Gesamtdosis ist somit abhängig vom therapeutischen Erfolg und vom Ausmaß der toxischen Komplikationen.

Das Azathioprin wird in Form von Tabletten zu 50 mg verwendet. Meistens genügt eine Tagesdosis von 1–3 mg/kg/die (selten 5 mg/kg/die) oder 100–400 mg/die verteilt auf 2–3 Portionen [14]. Manchmal werden auch 4–6 mg/kg/die benötigt. Bei schweren Erkrankungsformen kann die Therapie mit hohen Dosen (6–11 mg/kg/die) begonnen [69] und nach Eintritt der Wirkung mit kleineren Gaben fortgesetzt werden.

Indikationen. Azathioprin wird in erster Linie für die Behandlung von Autoimmunkrankheiten verwendet. In das Indikationsgebiet gehören somit der Pemphigus vulgaris, das bullöse Pemphigoid, der Erythematodes und die Dermatomyositis. Besonders geeignet ist das Präparat zur Behandlung der cerebralen Komplikationen und der Nephritis im Verlauf eines Erythematodes.

Außerdem wird die Substanz zur Behandlung der Periarteriitis nodosa, des Pyoderma gangraenosum und der Wegener-Granulomatose verwendet.

Erfolge wurden auch bei Azathioprin-Therapie der Neurodermitis, der Pityriasis rubra pilaris und der Psoriasis beobachtet [Literatur bei 14]. In der Psoriasisbehandlung ist allerdings das Amethopterin dem Azathioprin eindeutig überlegen.

Eine immunosuppressive Therapie der Neurodermitis kann nur in Ausnahmefällen und während vorübergehender Krisen in Erwägung gezogen werden.

Die diffuse Sklerodermie spricht auf eine Azathioprin-Behandlung nicht an [14].

Nebenwirkungen. Azathioprin hat anscheinend eine größere therapeutische Breite als die meisten anderen immunosuppressiven Substanzen. Die wichtigste Nebenwirkung ist die Knochenmarksdepression mit Leukopenie und Thrombocytopenie. Manchmal (vorwiegend nach Einnahme höherer Dosen) können auch Nausea, Erbrechen, Durchfälle, Fieber, Exantheme und selten auch cholestatische Hepatitiden auftreten, alle übrigen toxischen Reaktionen kommen nur selten zur Beobachtung.

Der *onkogene Effekt* ist bei Azathioprin anscheinend etwas stärker ausgeprägt als bei anderen immunosuppressiven Präparaten [14]. Die Langzeitbehandlung soll die Entwicklung von Reticulumzellsarkomen [14] sowie von multiplen Stachelzellcarcinomen und Keratoacanthomen [73] begünstigen.

Während der letzten Jahre mehren sich in der Literatur allerdings kritische Stellungnahmen zum cancerogenen Effekt des Azathioprins. Niemand bezweifelt, daß Antimetaboliten, so wie alle anderen Cytostatica, durch Genmutation krebsfördernd wirken können, aber es ist derzeit noch nicht möglich, carcinogene Effekte ausschließlich der immunosuppressiven Therapie zuzuschreiben [34]. Andererseits treten bei Patienten, welche nach Organtransplantation langfristig eine immunosuppressive Behandlung erhalten hatten, 100mal häufiger Reticulumzellsarkome auf als bei unbehandelten Personen [69].

Die Problematik der Anwendung von Cytostatica zur Therapie entzündlicher Erkrankungen wird in einem späteren Kapitel noch erörtert (S. 145).

Der Pemphigus vulgaris, die Dermatomyositis, der systemische Erythematodes führen jedoch ohne Behandlung immer früher oder später zum Tode [Literatur bei 44]. Die Verabfolgung von Azathioprin kann in solchen Fällen ein Leben retten oder erhalten oder verlängern und ist darum nach dem derzeitigen Stand der Erkenntnisse ohne Rücksicht auf die Spätfolgen vertretbar. Dies um so mehr, als bisher, wie erwähnt, noch nicht mit Sicherheit feststeht, wie groß die Wahrscheinlichkeit ist, daß eine solche Komplikation eintritt.

Teratogene Schäden können manchmal ausbleiben. Vier Frauen wurden während einer Azathioprin-Dauerbehandlung nach Nierentransplantation schwanger (eine zweimal) und bekamen normale Kinder [1]. An 20 Männern, welche gleichfalls nach einer Nierentransplantation unter Erhaltungsdosen von Azathioprin standen, wurden andrologische Untersuchungen durchgeführt. Die Zahl der Spermatozoen war allgemein unter der Norm. Die Mobilität war bei 8 Männern normal, 4 von ihnen zeugten Kinder, 3 davon wurden geboren und waren normal [37].

Diese Beobachtungen sind zwar für die betreffenden Menschen erfreulich, im Ganzen gesehen aber keineswegs beruhigend und ändern nichts an der strengen allgemeinen Regel, daß während einer cytostatischen Behandlung eine Konzeption unbedingt vermieden werden muß (s. S. 20, 21).

Antidota. Das Mittel der Wahl zur Behandlung von akuten und subakuten Nebenwirkungen im Verlaufe einer Azathioprin-Therapie ist das Hypoxanthin. Adenin und Guanin sind weniger wirksam [25].

3. 6-Thioguanin (Lanvis, Thioguanin-Wellcome)

Wirkungsmechanismus. 6-Thioguanin greift auch in das Enzymsystem ein, es beeinträchtigt die Funktion von Coenzymen, z. B. Adenosin-Triphosphat, (ATP) und hemmt die Xanthosinphosphat-Glutamin-Amido-Transferase (Abb. 18).

Das oral verabfolgte 6-Thioguanin wird schnell resorbiert, die Halbwertszeit im Blut beträgt etwa $1-1^1/_2$ Stunden. Im Organismus wird die Substanz entweder methyliert oder (so wie das 6-Mercaptopurin) zu 6-Thioharnsäure metabolisiert und durch die Nieren ausgeschieden. Allopurinol verstärkt die Wirkung von 6-Thioguanin nicht [64].

Dosierung. 6-Thioguanin ist in Form von Tabletten zu 40 mg im Handel. Für die Therapie werden Dosen von 2 mg/kg/die [64] oder 2,5–3 mg/kg/die oder 100–300 mg/die als Dauertherapie empfohlen.

Indikationen. Das Präparat wird zur Behandlung von Leukämien, hauptsächlich zur Therapie der akuten und chronischen myeloischen Formen [16, 64] sowie der akuten Lymphocytenleukämie [64] verwendet.

Gute Erfolge wurden auch bei Behandlung der Mycosis fungoides beobachtet [2].

Nebenwirkungen sind meist geringfügig und kommen nur nach Anwendung hoher Dosen in Form von Leukopenie durch Knochenmarksdepression vor.

4. 8-Azaguanin

wirkt wahrscheinlich ähnlich wie 6-Thio-Guanin und wird in Dosen von 2,5 mg/kg/die per os oder 0,5–1,25 mg/kg/die per os zur Dauerbehandlung [69] von Leukämien verwendet.

Als Nebenwirkung kann nach hoher Dosierung eine Knochenmarksdepression eintreten.

5. 6-Chlorpurin und α_2-Deoxy-thioguanin

unterscheiden sich nur geringfügig von den bewährten Purin-Antagonisten und werden kaum verwendet.

6. Allopurinol (ZYLORIC)

ist kein Cytostaticum, wird aber häufig in der antineoplastischen Chemotherapie benötigt, kann außerdem die Wirkung des 6-Mercaptopurins sowie des Azathioprins verstärken und wird deshalb hier erwähnt.

Die Struktur des Allopurinols ist dem Hypoxanthin ähnlich, es hemmt die Xanthinoxydase und verhindert dadurch die katabole Oxydation der Purine zu Harnsäure. Auf Grund dieser Eigenschaften hat sich das Allopurinol als ausgezeichnetes Mittel zur Behandlung der Gicht bewährt (Hemmung der Harnsäureproduktion). Gemeinsam mit einigen Cytostatica wird es im Rahmen der Chemotherapie von akuten Leukämien und Neoplasmen mit hohem Nucleinsäureumsatz verwendet, weil es die durch Zellzerfall eintreten de, unter Umständen sogar tödlich verlaufende Hyperuricämie verhindern kann.

Die Xanthinoxydase fördert allerdings auch den Abbau bzw. den Umbau von 6-Mercaptopurin und Azathioprin. Die Hemmung des Enzyms durch Allopurinol steigert daher die therapeutische und toxische Wirkung des 6-Mercaptopurins. Bei gleichzeitiger Verabfolgung muß deshalb die Dosierung. von 6-Mercaptopurin bzw. von Azathioprin um 25–30% gesenkt werden [64].

Dosisierung. Allopurinol ist in Tabletten zu 100 mg im Handel, die Tagesdosis beträgt 3–4mal 100 mg bis maximal 800 mg/die. Als Erhaltungsdosis werden 100–300 mg/die empfohlen.

Die Psoriasis wird durch Allopurinol nicht beeinflußt.

C. Pyrimidin-Antagonisten

1. 6-Azauridin und Triacetyl-6-azauridin (Azaribine)

Wirkungsmechanismus. Im Organismus wird das Triacetyl-6-azauridin zu 6-Azauridin metabolisiert und dann unter dem Einfluß der Uridinkinase in das 6-Azauridin-5-monophosphat umgewandelt. Diese Substanz bindet und blockiert die Orotidin-5-Phosphatdecarboxylase. Dadurch wird die Synthese von Uridylsäure aus Orotidylsäure gehemmt und die Thyminbildung in einer Vorstufe unterbrochen (Abb. 16, 17).

Dosierung. Das Triacetyl-6-azauridin wird in Dosen von 125–200 mg/kg/die i. v. gegeben [14].

Indikationen. Die Mycosis fungoides spricht auf Triacetyl-6-azauridin gut an (200 mg/kg/die), bei manchen Patienten wurden vollständige Remissionen beobachtet.

Die Psoriasis kann durch Triacetyl-6-azauridin gleichfalls zur Remission gebracht werden, die tägliche Dosis soll 125–200 mg/kg/die betragen. Erfolge wurden bei therapieresistenten Psoriasisplaques, bei exfoliativer Erythrodermie, bei Psoriasis pustulosa und bei psoriatischer Arthritis beobachtet. Die toxischen Nebenwirkungen schließen die Anwendung des Präparates in dieser Indikation jedoch weitgehend aus.

Nebenwirkungen. Während der Behandlung mit Triacetyl-6-azauridin kommen nicht selten neurologische Komplikationen vor. De pression, Lethargie, Müdigkeit, Schwindel und Kopfschmerzen treten relativ häufig auf und zwingen zu einer Reduktion der Dosis. Außerdem kann eine Hyperreflexie, Tremoraphasie und Koma sowie Brechreiz und Erbrechen vorkommen. Alkoholgenuß verstärkt die Symptome. Ursache der neurologischen Nebenwirkungen ist wahrscheinlich ein Anstieg des Harnsäure- und Orotsäure-Spiegels. Die Knochenmarksdepression ist meist geringgradig. Leukopenie und Lymphocytopenie kommen selten vor, manchmal entwickelt sich eine leichte Anämie, der Hämatokrit kann aber auch unter 30% absinken.

Die rheumatische Arthritis kann während der Triacetyl-6-Azauridin-Behandlung manchmal exacerbieren.

2. 5-Fluoruracil (Fluoro-Uracil, Efudix)

Wirkungsmechanismus. Das 5-Fluoruracil wird im Organismus unter dem Einfluß von Uridinphosphathydrolase zu 5-Fluordesoxyuridin-5-monophosphat umgewandelt, einer Verbindung welche die Thymidylat-Synthetase 250–4000mal stärker an sich bindet als die biologisch aktive Substanz [55]. Dadurch wird die Umwandlung von Desoxyuridylsäure in Thymidylsäure behindert, die Thyminbildung kommt zum Stillstand, und damit ist auch die DNA-Synthese blockiert (Abb. 16, 17, 18).

Bei längerer interner Behandlung kann eine Resistenz gegenüber 5-Fluoruracil auftreten, sie kommt dadurch zustande, daß die Uridinphosphathydrolase gehemmt wird und dann das 5-Fluoruracil nicht mehr in das 5-Fluordesoxyuridin-5-monophosphat umgewandelt werden kann.

Dosierung

Parenteral. Ursprünglich wurden 3–5 Tage lang 15 mg/kg/die als intravenöse Infusion mit Glucose verabfolgt [64]. Manche Autoren sind allerdings der Ansicht, 1–2 mg/kg [38] bzw. 15 mg/kg einmal wöchentlich [64] wären gleich gut wirksam und weniger toxisch. Anschließend kann die Dosis auf 7,5 mg/kg jeden 2. Tag (insgesamt 6-mal) umgestellt werden [38].

Ein anderes Schema sieht die tägliche Infusion von 12 mg/kg/die verteilt auf 4 Portionen vor und nach 4 Wochen Behandlung einen Übergang auf einmal wöchentlich 12 mg/kg/die [55].

Als Dauerinfusion können 5–15 mg/kg/die gegeben werden [69].

Die Verabfolgung von 750–1000 mg/Woche oder 500–750 mg/die über 4 Tage i. v. oder als 4–6-Stunden-Infusion bis zu einer Gesamtdosis von 4000–6000 mg [16] hat sich in der Therapie von Adenocarcinomen bewährt.

Indikationen

a) Parenteral. Inoperable, maligne Tumoren im Gastrointestinaltrakt [38], Adenocarcinome [16], Carcinome der Mamma, der Blase und des Ovars [51] und fallweise auch andere Carcinome oder Sarkome [64].

Außerdem wird das 5-Fluoruracil als Bestandteil der Polychemotherapie eingesetzt.

b) Lokal. Die 5%ige Salbe (EFUDIX) wird unter Occlusivverbänden zur Behandlung von flachen, oberflächlichen Basaliomen eingesetzt. Histologisch ist im Tumor bei dieser Form der Anwendung eine Wirkung $1^1/_4$–6 mm unterhalb der Oberfläche nachweisbar. In der normalen Haut werden 99% des aufgebrachten Antimetaboliten bereits in der Hornschichte abgefangen [Literatur bei 18, 19]. Für die Occlusivverbandbehandlung mit 5%iger 5-Fluoruracil-Salbe sind nur Basaliome, Keratoacanthome sowie ausnahmsweise Erythroplasien und der Morbus Bowen geeignet. Spinaliome sprechen auf eine solche Therapie nicht an. Bei nodulären Basaliomen besteht die Gefahr, daß nur die oberflächlichen Anteile des Tumors eliminiert werden, die tieferen aber zurückbleiben und Rezidive verursachen.

Die Therapiedauer schwankt zwischen 2 und 8 Wochen, am Ende der Behandlung sind heftige Entzündungen mit oberflächlichen Erosionen und manchmal auch Ulcerationen zu beobachten. Bei mehrjähriger Nachbeobachtung konnten folgende Heilungsquoten gefunden werden:

Keratoacanthome: 100%; oberflächliche Basaliome 91,6%; Morbus Bowen und Erythroplasie: 50% [18].

Actinische Keratosen sprechen auf eine Behandlung mit 5%iger 5-Fluoruracil-Salbe ohne Occlusivverbände fast immer sehr gut an. Allerdings tritt auch bei dieser Form der Therapie vor der Abheilung eine mehr oder minder starke Entzündungsreaktion auf.

Die Psoriasis kann durch eine Lokalbehandlung mit 5%iger 5-Fluoruracil-Salbe gleichfalls nach vorübergehender Entzündungsreaktion günstig beeinflußt werden.

Die Erfolge übertreffen aber nur selten die Ergebnisse der traditionellen Lokaltherapie [40].

Nebenwirkungen

a) Während der internen Behandlung können Übelkeit, Erbrechen, Ulcerationen in der Mundhöhle, im Magen und im Darm, Durchfälle, Haarausfall und eine Knochenmarksdepression auftreten.

b) Bei lokaler Anwendung entwickelt sich unter dem Occlusivverband immer eine heftige Entzündung, welche in erosive, manchmal auch in ulceröse Defekte übergehen kann.

Nach dem Vorbild des 5-Fluoruracils wurden eine Reihe von 2-Desoxyuridin-Verbindungen entwickelt, bei welchen in Position 5 der Wasserstoff durch Brom, Jod oder Fluor substituiert ist. Das 5-Fluor-2-desoxyuridin und das 5-Brom-2-desoxyuridin blieben bedeutungslos, lediglich die Jodverbindung wird heute noch verwendet.

3. 5-Jod-2-desoxyuridin (Idu, Iduridin, Idoxuridin, Synmiol, Virunguent)

blockiert den Einbau von Thymin während der DNA-Synthese und kann dadurch die Replikation infektiöser DNA-Viren hemmen. Dieser Effekt läßt sich in Zellkulturen nachweisen und kann durch Zusatz von Thymin wieder aufgehoben werden.

Eine systemische Verabreichung des Präparates ist wegen der hohen Toxizität nur ausnahmsweise möglich.

1. Die *lokale Anwendung* in Form von 0,1%igen wäßrigen Lösungen oder 0,5%igen Salben hat sich in der Behandlung von Infektionen mit dem Herpesvirus hominis gut bewährt.

Eine Therapie kann jedoch nur dann erfolgreich sein, wenn ein möglichst kontinuierlicher Einfluß des Präparates gewährleistet ist. Die Substanz muß im Abstand von 2 Stunden auf die Läsionen geträufelt oder in die Haut eingerieben werden.

Im Falle einer Resorption wird das 5-Jod-2-desoxyuridin innerhalb von 4 Stunden dehalogeniert sowie oxydiert und dadurch in Uridin umgewandelt. Eine ausgedehntere Anwendung auf großen Flächen (z. B. Eccema herpeticatum) sollte aber dennoch vermieden werden. Die gute Wirkung des Präparates bei Herpes simplex und Herpes corneae konnte durch eine Reihe von Versuchen nachgewiesen und durch klinische Prüfungen bestätigt werden.

Der Effekt läßt sich durch Kombination mit Dimethylsulfoxyd (DMSO) verstärken. Die Gefahr einer Intoxikation wird dadurch nicht vergrößert, weil das Präparat zur Behandlung des Herpes simplex nur auf kleinen umschriebenen Flächen angewendet wird.

Ein Zusatz von Corticosteroiden (VIRUNGUENT, P) scheint die Wirkung des 5-Jod-2-desoxyuridins weiter zu steigern und wird wegen des entzündungshemmenden Effektes vom Patienten meist angenehm empfunden.

Der Erfolg einer Lokalbehandlung von Herpes-Eruptionen an der Cornea, an der Haut oder an den Schleimhäuten ist dadurch begrenzt, daß die Substanz an etwas tiefer im Gewebe liegende Viren nicht mehr in genügender Konzentration herangebracht werden kann.

Parenterale Anwendung. Die Herpes-Encephalitis kann durch frühzeitige intravenöse Verabfolgung einer 0,3%igen Lösung von 5-Jod-2-desoxyuridin günstig beeinflußt werden. Als Dosis werden 100–430 mg/kg/die 5 Tage lang bis zur Gesamtdosis von 30 g empfohlen [64].

Die therapeutische Breite ist gering. Als Nebenwirkungen treten in erster Linie Symptome einer Knochenmarksdepression auf.

Wie alle Cytostatica ist das 5-Jod-2-desoxyuridin ein potentielles Cancerogen und hat auch einen teratogenen Effekt. Während der Gravidität soll deshalb das Präparat nicht einmal zur Lokalbehandlung verwendet werden.

4. Ftorafur

ein Pyrimidin-desoxyribosid-N^1-(2)furanidyl-5-fluoruracil, wurde in Rußland entwickelt. Die Substanz ist in heißem Wasser oder in Alkohol löslich und wird intravenös verabfolgt. Das Präparat könnte in Zukunft für die Klinik von Bedeutung sein, weil bei gleicher Wirkung auf die Tumorzelle die LD_{50} viermal höher ist als bei 5-Fluoruracil.

5. Cytosin-arabinosid (Alexan, Cytarabin, Cytosar)

Wirkungsmechanismus. Cytosin-arabinosid ist ein synthetisches Cytidin-Nucleosid, in dem die Ribose durch Arabinose ersetzt ist. Die Substanz blockiert die Ribonucleotidreductase, die das Cytidindiphosphat in Desoxycytidin-diphosphat umwandelt. Damit ist die

Thyminproduktion und die DNA-Synthese gehemmt, während die
RNA- und die Protein-Bildung unbehindert bleiben. Nach Abklingen der Hemmung können die Zellen die Aufbauvorgänge wieder
fortsetzen. Der Effekt des Cytosin-arabinosids ist daher passager,
die Blockade der DNA-Synthese reversibel. Aus diesen Eigenschaften ergeben sich wichtige Folgerungen für die Therapie (Abb. 18).
Eine nachhaltige Wirkung auf die Zellen kann nur durch kurzanhal-
tende hohe Konzentrationen oder durch Dauerinfusionen oder
durch wiederholte Gaben erzielt werden. Je nach Art der Verabfolgung ist das Präparat innerhalb von 2–3 Minuten oder 15–30 Minuten aus der Blutbahn wieder verschwunden. Bei peroraler Behandlung werden zur Erzielung des gleichen Effektes doppelte bis dreifa-
che Dosen benötigt [69].
90% des in den Organismus gelangten Cytosin-arabinosids werden
innerhalb von 24 Stunden in der Leber und in der Niere zu dem
unwirksamen Uracil-arabinosid desaminiert und mit dem Harn ausgeschieden.
In den Zellen verursacht das Cytosin-arabinosid Chromosomen-
aberrationen, Chromatinbrüche und Entspiralisierung sowie Separa-
tion und Fragmentation der Chromatiden [69]. Die Erythropoese
zeigt ein megaloblastisches Bild.
Dosierung. 2–3 mg/kg/die i. v., verteilt auf 2–3 Injektionen, oder
4–10 mg/kg/die per os [69], oder
10 mg/m^2 – 60 mg/m^2 – 100 mg/m^2 [14, 38], oder
100 mg/m^2/die 5–10 Tage hindurch, entweder als Dauerinfusion intravenös oder alle 8 Stunden subcutan [64], oder
2–4 mg/kg/die i. v. insgesamt 10–20 Tage hindurch, oder
0,5–1 mg/kg/die als Infusion 10–20 Tage hindurch [55], oder
1–2 mg/kg sollen 5–10 Tage hindurch entweder alle 8 Stunden subcutan oder rasch i. v. oder als protrahierte Infusion (6–24 Stunden)
verabfolgt werden. Auch die Gabe von 3–5 mg/kg/die verteilt auf
2 Injektionen/Tag oder von 2–3 mg/kg als 24-Stunden-Dauerinfu-
sion für einen Zeitabschnitt von 5–6 Tagen sowie die intrathecale
Applikation von 1,5 mg/kg wurden gleichfalls empfohlen [16].
Das Intervall der Injektionen und die Dauer der Infusionen sind
ebenso wie die unterschiedlichen Einzeldosen ungewöhnlich. Die
Abweichungen erklären sich aus der passageren Wirkung, dem ra-
schen Abbau zu unwirksamen Substanzen und der umgehenden Eli

mination. Die rasche Injektion strebt kurzdauernde hohe Spiegel (hohe Toxizität) an, die protrahierte Infusion sorgt für ständig gleichbleibende Blut- und Gewebskonzentrationen.

Indikationen. Ursprünglich wurde das Cytosin-arabinosid zur Behandlung von Infektionen mit DNA-Viren (generalisierter Herpes simplex, Herpes zoster, Pocken, Varicellen, Cytomegalie) eingesetzt. Leider blieben die Erfolge weit hinter den Erwartungen zurück [14].

Heute wird das Präparat hauptsächlich zur Behandlung der akuten myeloischen Leukämie [16], der akuten Lymphocytenleukämie [64] sowie der Lymphogranulomatose [16] eingesetzt.

Im Rahmen der Polychemotherapie wird das Cytosin-arabinosid zur Synchronisation verwendet.

Nebenwirkungen. Relativ häufig treten Übelkeit, Erbrechen, Knochenmarksdepression, Leukopenie, Thrombocytopenie, Megaloblastose, Stomatitis, Ulcera im Mund und im Intestinaltrakt sowie Haarausfall und Diarrhoen auf. Manchmal steigen vorübergehend die Werte der Transaminasen und der alkalischen Phosphatase an. Die teratogene Wirkung ist wie bei allen Cytostatica auch beim Cytosin-arabinosid im Therapieplan zu berücksichtigen.

Antidot. Toxische Schäden im Verlauf der Behandlung mit Pyrimidin-Antagonisten können durch Thymidin-Zufuhr wirksam bekämpft werden [25].

6. Cyclocytidin (Cyclo C, HJ 161, NSC 145 668)

ist ein Anhydridanalog des Cytosin-arabinosids und wurde 1970 entwickelt. Im Organismus entsteht aus dem Cyclocytidin durch Hydrolyse langsam aber ständig Cytosin-arabinosid. Dies kann für die Behandlung insofern von Bedeutung sein, als die Verabfolgung des Cyclocytidins einen ähnlichen Effekt hat wie ein Cytosin-arabinosid-Depot.

Der *Wirkungsmechanismus* des Cyclocytidins unterscheidet sich nicht vom Cytosin-arabinosid. Der cytostatische Effekt wurde im Tierexperiment sowohl bei Leukämien als auch bei verschiedenen soliden Tumoren (Adenocarcinome, Sarkome) nachgewiesen.

Klinisch wurde das Cyclocytidin zur Behandlung von akuten lymphatischen und myeloischen Leukämien, von Lympho- und Reticulosarkomen sowie von Carcinomen der Parotis und von Melanomen eingesetzt. Die Erprobung ist noch nicht abgeschlossen.

Als Nebenwirkungen werden häufig Schmerzen in der Parotis, eine Conjunctivitis, Übelkeit und Markdepression beobachtet. Manchmal traten auch Kreislaufstörungen in Form von orthostatischer Hypotension auf.

7. Anhydroarabinosid-fluorcytosin (AAFC)

wird nach der Resorption gleichfalls langsam zu Cytosin-arabinosid metabolisiert, der Effekt ist daher ähnlich wie nach Verabfolgung von Cyclocytidin und entspricht etwa einer Dauerinfusion von Cytosin-arabinosid.

Erste klinische Prüfungen zeigten eine gute Wirkung bei akuten Leukämien. Im Tierversuch erwies sich das Präparat auch bei Cytosin-arabinosid-Resistenz als wirksam. Nebenwirkungen kommen selten in Form von Übelkeit, Erbrechen, Müdigkeit vor.

8. 5-Azacytidin

ein Azapyrimidinderivat, bewirkt eine Hemmung der DNA- und der RNA-Synthese. Der Effekt trifft hauptsächlich die ribosomale RNA-Bildung. Die Substanz kann intravenös und subcutan verabfolgt werden. Der cytostatische Effekt scheint bei soliden Tumoren gering zu sein, akute myeloische Leukämien sprechen offenbar besser an als lymphatische. Das Präparat wird deshalb vorwiegend zur Behandlung therapieresistenter akuter myeloischer Leukämien eingesetzt. Nebenwirkungen treten in Form von toxischen Leberschäden, von Knochenmarksdepression und gastrointestinalen Beschwerden auf.

9. Methylglyoxal-bis-guanylhydrazon (Methyl-GAG)

wirkt gleichfalls als Thymidin-Antagonist. Die klinische Anwendung ist jedoch wegen der erheblichen Toxizität der Substanz nur beschränkt möglich. Manchmal wird das Präparat in Dosen von 2–4 mg/kg/die i. v. zur „remissionsinduzierenden" Behandlung akuter Leukosen verwendet [69].

D. Aminosäureanaloge

1. L-Azaserin

wurde 1954 aus Streptomyces fragilis isoliert und müßte seiner Herkunft nach zu den Antibiotica gehören [63]. Das Präparat bewirkt

90

jedoch eine Hemmung der Purin- und Pyrimidin-Biosynthese und wird deshalb von anderen Autoren [69] in die Gruppe der Antimetaboliten eingeordnet. Die Toxizität des L-Azaserins ist erheblich, die LD_{50} (Maus) liegt bei intravenöser Injektion zwischen 62 und 124 mg/kg Körpergewicht.

In der Klinik wurde das L-Azaserin zur Behandlung der Lymphogranulomatose sowie von Leukämien eingesetzt und konnte kurzdauernde Remissionen bewirken. Wegen seiner Toxizität wird es kaum mehr verwendet.

2. 6-Diazo-5-oxo-L-norleucin (DON)

wurde 1956 aus einem in Peru gewonnenen Streptomyceten-Stamm isoliert. Auch diese Substanz gehört eigentlich zu den Antibiotica, sie bewirkt jedoch ebenso wie das L-Azaserin eine Hemmung der Purin- sowie der Pyrimidin-Biosynthese und kann deshalb auch zu den Antimetaboliten gezählt werden.

Das 6-Diazo-5-oxo-L-norleucin besitzt in vitro eine schwache Wirksamkeit gegen verschiedene Bakterien und Pilze; an der Maus konnte bei Leukämien und experimentellen Tumoren ein deutlicher antineoplastischer Effekt festgestellt werden.

Die Substanz ist toxisch, die LD_{50} (Maus) i. v. liegt bei 76 ± 14 mg/kg [63].

In der Klinik konnten mit dem Präparat bei Trophoblastentumoren (z. B. Chorionepitheliom) Remissionen erzielt werden.

In letzter Zeit wurden auch weitere neue Aminosäureanaloge als onkolytisch erkannt, die Ergebnisse klinischer Erprobungen liegen bisher nicht vor.

E. Photochemotherapie

Die Wirksamkeit der Photochemotherapie beruht auf einer Verstärkung der Ultraviolett-Reaktion in der Haut durch lokale oder systemische Anwendung von Furocumarin-Präparaten. Die Photosensibilisierung tritt 1–2 Stunden nach Einnahme von 0,5 mg/kg 8-Methoxypsoralen oder von 0,25 mg/kg Trimethoxypsoralen bzw. nach örtlichem Auftragen von 0,15%igen 8-Methoxypsoralen-Lösungen oder Salben ein.

Wirkungsmechanismus. Unter dem Einfluß von langwelligem UV-A ($\lambda = 365$ nm) wird das Thymin an das 8-Methoxypsoralen gebunden, wobei die dafür notwendigen Valenzen durch das Öffnen von Doppelbindungen bei 5,6 im Thymin und bei 4,5 im Furan-Ring des Psoralens freigemacht werden (Abb. 19). Eine weitere Möglichkeit, Thymin bzw. Uracil zu binden, besteht unter gleichen Voraussetzungen an den Kohlenstoffatomen in Position 3,4 des Pyranringes am Psoralen (Abb. 19). Außerdem kann das Furocumarin-Molekül zwischen die beiden Stränge einer DNA eingebaut werden, wobei die Bindung an einer Seite bei 4,5 im Furanring und an der anderen bei 3,4 des Pyranringes stattfindet (Abb. 19). Es entstehen also Vernetzungen ähnlich wie unter der Einwirkung von Actinomycin (Abb. 22) oder von alkylierenden Substanzen (Abb. 12).

Die Wirkung der Photochemotherapie beruht somit teils auf einer Vernetzung der DNA, teils aber auch darauf, daß der DNA-Synthese das Thymin entzogen wird, sie gleicht in dieser Hinsicht dem Effekt der Pyrimidin-Antagonisten (Abb. 16, 17, 18, 19) und in gewisser Beziehung auch der Hemmwirkung der Folsäure-Antagoni-

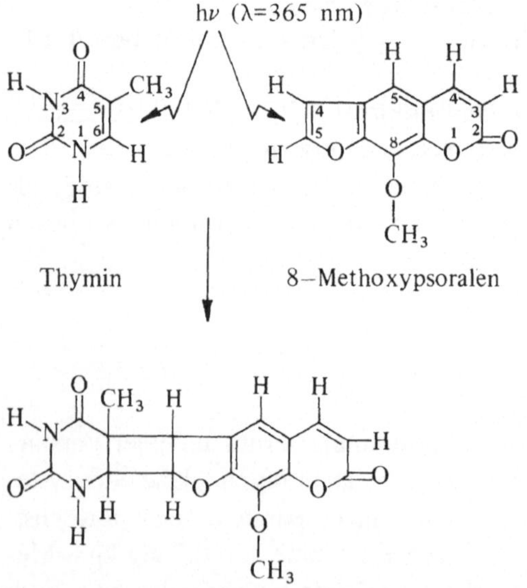

Abb. 19. Bindung von Thymin an 8-Methoxypsoralen unter dem Einfluß von UV-A

92

sten. (Ein Ausfall der N_5-N_{10}-Methylen-Tetrahydrofolsäure stört gleichfalls die Thyminsynthese, Abb. 14, 15).

Die Photochemotherapie hat sich hauptsächlich in der Behandlung der Psoriasis bewährt. Außerdem konnten mit dieser Methode auch die Mycosis fungoides (selbst im Tumorstadium) und die Dermatitis herpetiformis zur Rückbildung gebracht werden [77]. Die therapeutischen Erfolge nach Anwendung von 8-Methoxypsoralen und UV-A-Bestrahlung beruhen also nicht allein auf einer Intensivierung der Strahlenwirkung, sondern auch auf einem (radiomimetischen und antimetabolen) cytostatischen Effekt.

Komplikationen, welche nach Anwendung der Antimetaboliten auftreten können, wurden im Verlauf der Photochemotherapie mit externer Auftragung und innerer Einnahme von Psoralenen bisher noch nicht beobachtet [78]. Auch eine Knochenmarksdepression kommt anscheinend nicht vor. Allerdings fördert allein schon das Ultraviolett durch lokale Denaturierung, z. B. Hydratation von Cytosin, durch Vernetzung von Proteinen, durch Kettenbruch und durch Thymidindimerisierung im DNA-Molekül (Literatur bei 5, Abb. 20, 21) die Entwicklung von Carcinomen. Zusätzlich wird auch noch das Thymin der DNA-Synthese entzogen. Das DNA-Molekül wird somit an der gleichen Stelle zweimal von einem mutagenen Faktor getroffen.

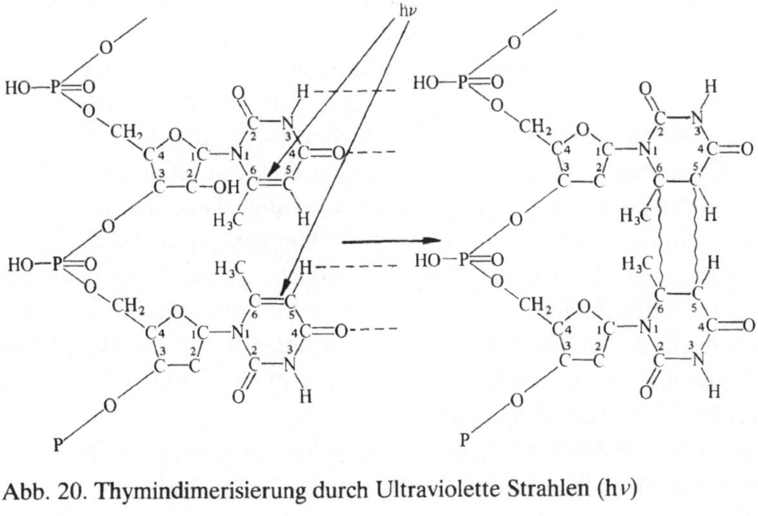

Abb. 20. Thymindimerisierung durch Ultraviolette Strahlen ($h\nu$)

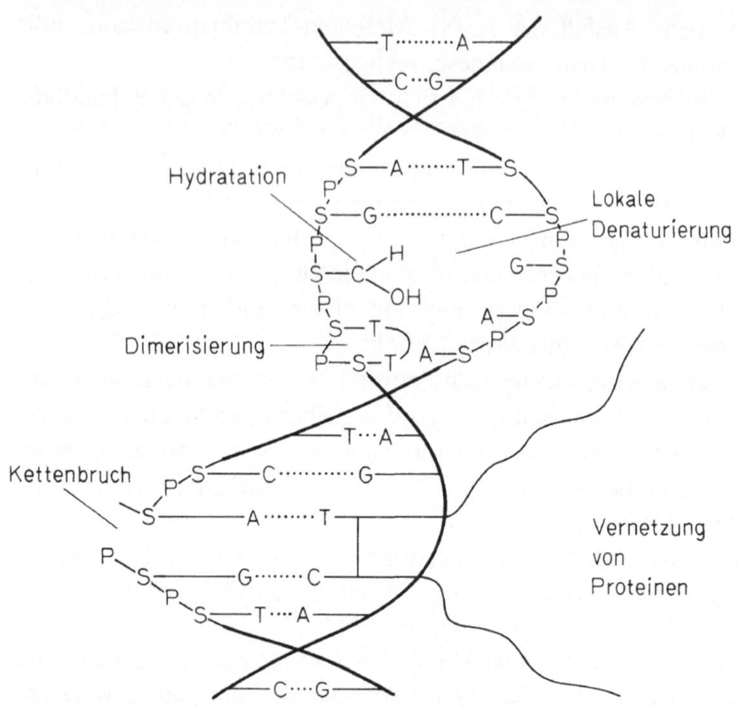

Abb. 21. Schäden im DNA-Molekül durch ultraviolette Strahlen [aus 5]

Die potentiell onkogene und teratogene Wirkung der Pyrimidin-Antagonisten wurde bereits erwähnt.

Solche Spätfolgen müssen nicht unbedingt eintreten. Das UV-A setzt in der DNA anscheinend weniger Schäden als das UV-B und auch die intensive Pigmentation nach UV-A-Exposition kann vor malignen Spätfolgen bis zu einem gewissen Grad schützen. Im Verlaufe der jahrelangen Behandlung von Vitiligo-Patienten mit 8-Methoxypsoralen und Ultraviolett-Bestrahlungen wurden Carcinome bisher nicht beobachtet [70]. Schließlich erscheint es auch auf Grund mikrobiologischer und elektronenmikroskopischer Untersuchungen der letzten Jahre bisher noch ungewiß, ob die zur Psoriasistherapie verwendeten Dosen von Psoralen und UV-A eine erhöhte Krebsgefährdung bewirken.

Die Photochemotherapie der Psoriasis kann allerdings für die allgemeine Anwendung in der Praxis so lange nicht empfohlen werden,

bis an Kliniken genügend Erfahrungen gesammelt worden sind oder
Studien vorliegen, die den Nachweis erbringen, daß maligne Spätfolgen nach einer solchen Behandlung nicht zu befürchten sind.

III. Die Pflanzenalkaloide (Tabelle 4)

Die Cytostatica dieser Gruppe wurden ursprünglich aus Pflanzen
gewonnen. Für die Therapie stehen inzwischen zum Teil bereits eine
Reihe von synthetisch erzeugten, chemisch reinen Präparaten zur
Verfügung.

Tabelle 4. Pflanzenalkaloide[a]

A. Colchicum autumnale

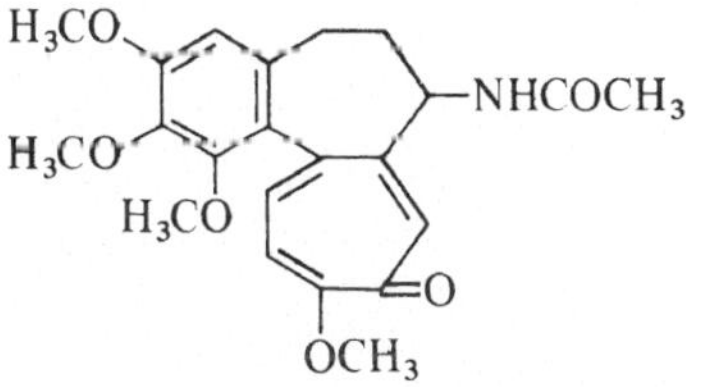

1. *Colchicin* (COLCHICINUM)
   Dosis: 2,0–4,0 mg/die verteilt auf 4–8 Gaben, 1–2 Tage hindurch, oder
   1–2 mg i. v. als einmalige Behandlung (S. 98).

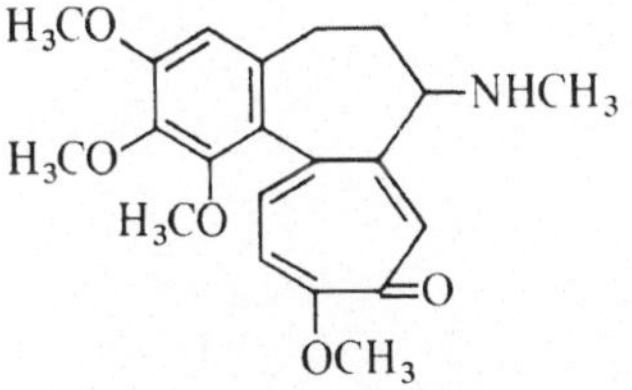

2. N-Desacethyl-N-methyl-colchicin = *Demecolcin* (COLCEMID)
   Dosis: 0,05–0,15 mg/kg/die per os
   Dauerbehandlung: 0,025–0,05 mg/kg/die per os.
   Lokalbehandlung: 0,1%ige Salbe (S. 98).

---

[a] Allgemeine Richtlinien siehe Fußnote S. 28.

Tabelle 4. (Fortsetzung)

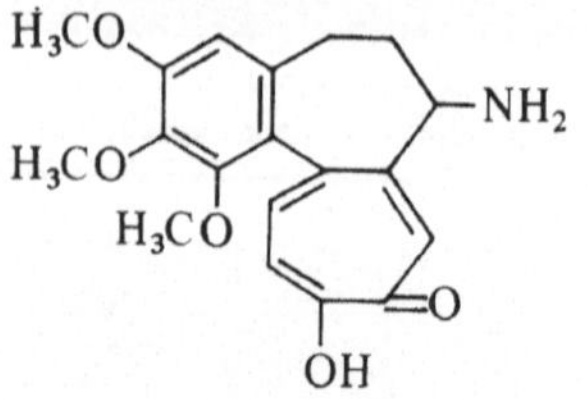

3. *Trimethylcolchicinsäure* (TMCA) (S. 99).

B. Podophyllum peltatum

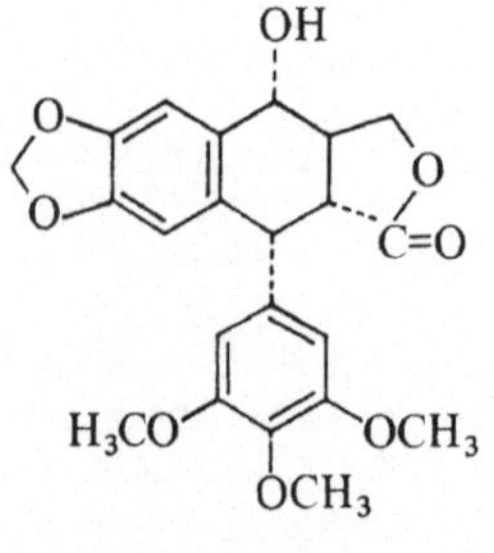

1. *Podophyllotoxin*
   Dosis: Lokalbehandlung: 20%–25% alkoholische oder ölige Lösung. (S. 99).

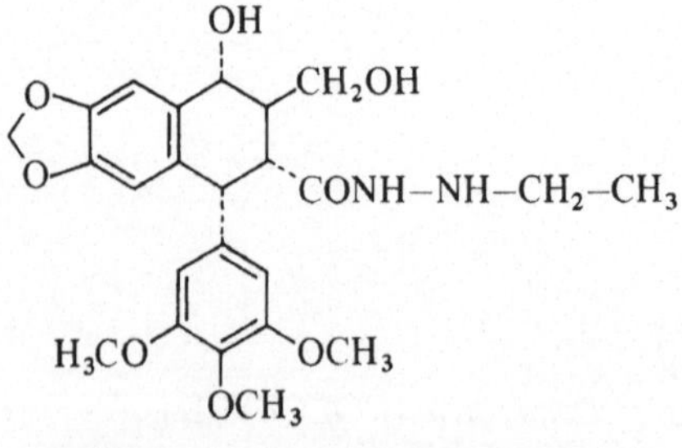

2. Äthylhydrazid der Podophyllinsäure = *Podophyllinsäure-äthylhydrazid* (PRORESID SP-1, PRORESIPAR)
   Dosis: 1,5–4 mg/kg/die per os oder 200–400 mg/die i. v. oder 6–15 mg/kg in Intervallen (S. 100).

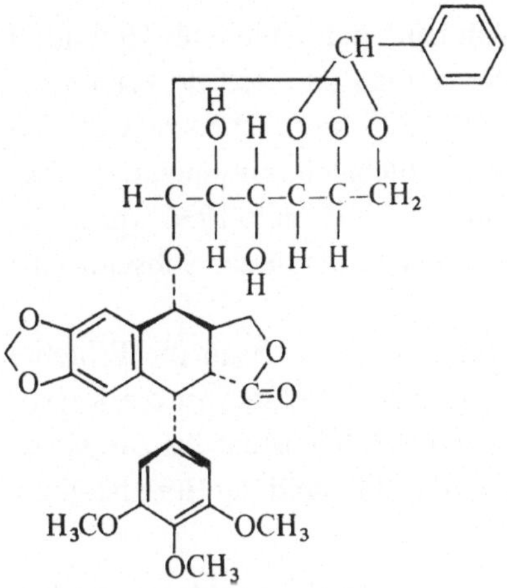

Tabelle 4. (Fortsetzung)

3. Podophyllotoxin-β-D-benzyliden-glucosid = *Proresid* Kapseln (PRORE-
SID SP-G, PRORESIDOR)
Dosis: Zu Beginn 200 mg/die, dann 25–50 mg/die per os (S. 100).

4. 4'-Demethyl-epipodophyllotoxin-β-D-tenyliden-glucosid (VM 26)
Dosis: 2 mal 0,5–1,0 mg/kg/Woche i. v. (S. 101).

5. 4'-Demethyl-epipodophyllotoxin-β-D-äthyliden-glucosid (VP 16213)
(S. 101).

C. Vinca rosea

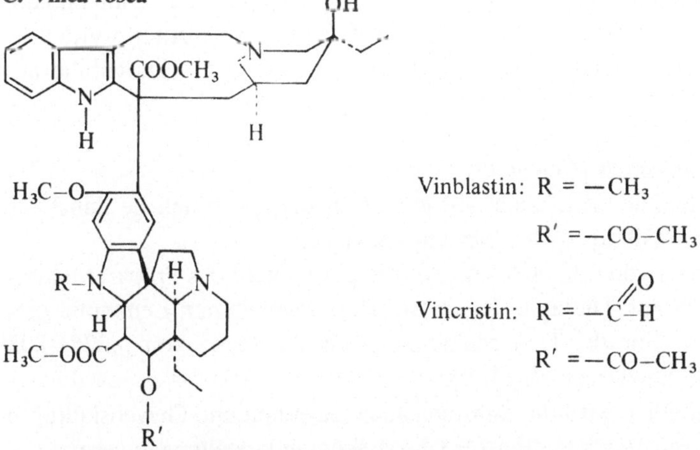

Vinblastin: R = —CH₃

R' = —CO–CH₃

Vincristin: R = —C–H

R' = —CO–CH₃

1. *Vinblastin* (VELBE); *Dosis:* 0,1–0,3 mg/kg/Woche i. v. (S. 103).
2. *Vincristin* (ONCOVIN); *Dosis:* 0,01–0,15 mg/kg/Woche i. v. (S. 103).

A. Colchicum autumnale

die Herbstzeitlose, war schon im Altertum den Ärzten als Heilmittel
bekannt und wurde später von der arabischen Medizin zur Gicht-
und Rheumabehandlung verwendet. 1908 wurde beobachtet, daß
das Colchicin, ein Alkaloid aus dem Colchicum autumnale, bei systemischer Anwendung zur Leukopenie führt, und 1936 wurde die
zellteilungshemmende „kariolytische" Wirkung dieser Substanz entdeckt [Literatur bei 54].
Wirkungsmechanismus. Das Colchicin bindet sich an die Proteine
der Microtubuli des mitotischen Apparates, dadurch ist die Karyokinese behindert und die Mitose kann sich höchstens bis zur Metaphase entwickeln. Außerdem hemmt das Alkaloid die Bereitstellung
von Uridin für die RNA-Synthese.

Präparate

1. Colchicin

ein bitter schmeckendes, gelblich-weißes Pulver, wird in Dosen von
4mal 0,5–1,0 mg/die per os 1–2 Tage lang oder 8mal 0,5 mg per os
im Abstand von je einer Stunde eventuell am folgenden Tag noch-
mals in gleicher Dosis oder 1–2 mg i. v. zur Behandlung von akuten
Gichtanfällen gegeben. Die maximale Einzeldosis von 2 mg und die
maximale Gesamtdosis von 5 mg soll nicht überschritten werden.
Als erstes Zeichen einer toxischen Wirkung treten Durchfälle auf
[35].

2. Demecolcin (Colcemid)

ein Alkaloid, das 30mal giftiger ist als die ursprüngliche Substanz,
wurde 1953 aus dem Colchicin entwickelt.
In Dosen von 0,05–0,15 mg/kg/die per os wird das Präparat hauptsächlich zur Therapie der chronischen myeloischen Leukämie verwendet. Für die Dauerbehandlung ist die Gabe von 0,025–0,05
mg/kg/die zweckmäßig [69].
Gelegentlich wird die Substanz auch Geweben und Gewebskulturen
vor deren Verarbeitung zur Chromosomendarstellung zugesetzt.
Die *lokale Anwendung* in Form von einer 0,1%igen Demecolcin-
Salbe zur Behandlung von aktinischen Keratosen, von oberflächli-

chen Basaliomen, Keratoacanthomen und des Morbus Bowen [17]
hat sich nicht bewährt [18] und wird kaum mehr durchgeführt.

3. Trimethylcolchicinsäure (TMCA)

ist gleichfalls ein Derivat des Colchicins und scheint ähnlich zu wirken wie die Vincaalkaloide, befindet sich jedoch noch in Erprobung. Erste Erfolge wurden bei Verwendung dieser Substanz zur
Behandlung von Melanomen und von chronischen myeloischen
Leukämien beobachtet.

B. Podophyllum peltatum

ein Berberitzengewächs, enthält in seinen Wurzeln ein Harz, das
bereits die Indianer als Emeticum, als Laxans, als Anthelminticum
und als Warzenmittel verwendeten. 1861 wurde entdeckt, daß diese
Substanz das Wachstum von Hauttumoren hemmt, und seit 1962
werden entsprechende Präparate zur Behandlung von Condylomata
acuminata empfohlen.

1. Podophyllotoxin

die wirksame Substanz aus Podophyllum peltatum, wurde 1880 isoliert, die Struktur konnte aber erst 1950 aufgeklärt werden [Litera-
tur bei 54]. Der chemische Aufbau erinnert an Colchicin und der
toxische Einfluß auf die Zellbiologie ist gleichfalls ähnlich.

Wirkungsmechanismus. Podophyllotoxin und seine Derivate bewirken eine Mitosehemmung in der Methaphase und behindern außerdem den Einbau von Thymidin in die DNA während der S-Phase.
Elektronenoptisch ist auch während der Interphase ein Einfluß des
Podophyllotoxins auf die Zelle nachweisbar.

Der Effekt des Präparates ist reversibel. Das Podophyllin und seine
Derivate lagern sich nach der Resorption vorwiegend in der Gallenblase, im Darm, in der Niere, in der Leber und im entzündlichen
Infiltrat am Rande von Tumoren an. Im Knochenmark und in den
endokrinen Drüsen finden sich nur geringfügige Konzentrationen.
Diese eigenartige Verteilung im Gewebe erklärt die gute Verträglichkeit, das seltene Auftreten einer Knochenmarksdepression, aber
auch die schwache Wirkung auf die Hämatopoese und die Hämo-

blastosen. Die Podophyllin-Derivate sind auf Grund der angeführten Eigenschaften besonders gut für die Langzeittherapie und für die Kombination mit der Strahlenbehandlung geeignet [69].

Indikationen. Das Podophyllin bzw. das Podophyllotoxin wird in 20–25%iger öliger oder alkoholischer Lösung für die Lokaltherapie von spitzen Condylomen und Warzen verwendet.

2. Das Äthylhydrazid der Podophyllinsäure
(Proresid Amp. = SP-I, PRORESIPAR)

wurde in Dosen von 1,5–4 mg/kg/die per os [69] oder

von 200–400 mg/die i. v. [54] oder

von 6–15 mg/kg in Intervallen [69] zur Behandlung von undifferenzierten Sarkomen, von Reticulosarkomen, Lymphosarkomen, der Lymphogranulomatose, von Bronchial- und Mammacarcinomen sowie von Ovarial- und Hodentumoren verwendet.

Das Präparat wird relativ gut vertragen und hat kaum Nebenwirkungen auf das Knochenmark [74]. Als Komplikationen können gelegentlich Übelkeit und Durchfälle auftreten. Gravierendere Nebenwirkungen kommen nicht vor.

3. Podophyllotoxin-β-D-benzyliden-glucosid
(Proresid Kapseln = SP-G, PRORESIDOR)

wird zunächst in Dosen von 200 mg/die per os gegeben. Nach Eintritt der Remission kann die Zufuhr auf 25–50 mg/die gesenkt werden.

Die Indikationen sind im wesentlichen die gleichen wie bei SP-I.

Als Nebenwirkungen können Diarrhoen und ausnahmsweise auch eine Leukopenie auftreten [16].

Die PRORESID-Präparate sind bei systemischer Anwendung zur Tumorbehandlung wenig wirksam und werden deshalb nur mehr selten verwendet. Allerdings kann mit Hilfe dieser Substanzen bei massiven Metastasen im Skelet oft eine Linderung der Schmerzen erzielt werden.

Derzeit werden die PRORESID-Verbindungen hauptsächlich zur Synchronisation von Tumorzellen und zur Unterstützung der Strahlentherapie verordnet.

4. 4'-Demethyl-epipodophyllotoxin-β-D-tenyliden-glucosid (VM 26)

ein weiteres Podophyllin-Derivat, befindet sich noch in Erprobung. In Dosen von 2 × 0,5–1 mg/kg/Woche i. v. wird es zur Behandlung von chronischen Myelosen und malignen Lymphomen verwendet. Der klinische Effekt ist der Wirkung des Busulfans vergleichbar. Als toxisches Symptom tritt relativ häufig ein Haarausfall auf. Eine abschließende Beurteilung der Substanz ist noch nicht möglich.

5. 4'-Demethyl-epipodophyllotoxin-β-D-äthyliden-glucosid (VP 16 213)

scheint sich in der Synchronisation von Tumorzellen und in der Behandlung von therapieresistenten myelomonocytären bzw. Monocytenleukämien zu bewähren. Die experimentelle und klinische Prüfung der Substanz ist noch im Gange.

C. Vinca-rosea-Alkaloide

kommen in einer Immergrünart vor, welche hauptsächlich in Mittelamerika und Südafrika gedeiht. Die Blätter werden dort in der Volksmedizin als Antidiabeticum verwendet. Auf der Suche nach einem neuen Wirkstoff für die Therapie des Diabetes wurden 1959 die antimitotischen Eigenschaften der Vinca-Alkaloide entdeckt.

Struktur. Die wirksamen Substanzen sind kompliziert gebaute, dimere Indol-Indolin-Alkaloide. In der Medizin werden hauptsächlich das Vinglycin, das Vinblastin und das Vincristin verwendet.

Die eindrucksvolle Formel von Vincristin (Abb. 22) wurde zur Illustration für den Umschlag des Buches „Principles of Drug Action" gewählt [25].

Das Vincristin hat nahezu die gleiche Struktur wie das Vinblastin, die beiden Substanzen unterscheiden sich aber zum Teil beträchtlich in ihrem Wirkungsspektrum, in ihren Nebenwirkungen und auch in ihrem cytotoxischen Effekt.

Der *Wirkungsmechanismus* der Vinca-Alkaloide ist noch nicht vollständig geklärt. Beide Präparate binden sich ähnlich wie das Colchicin an das mikrotubuläre Protein der Mitosespindel, behindern damit deren Funktion; die Chromosomen können nicht mehr zu den

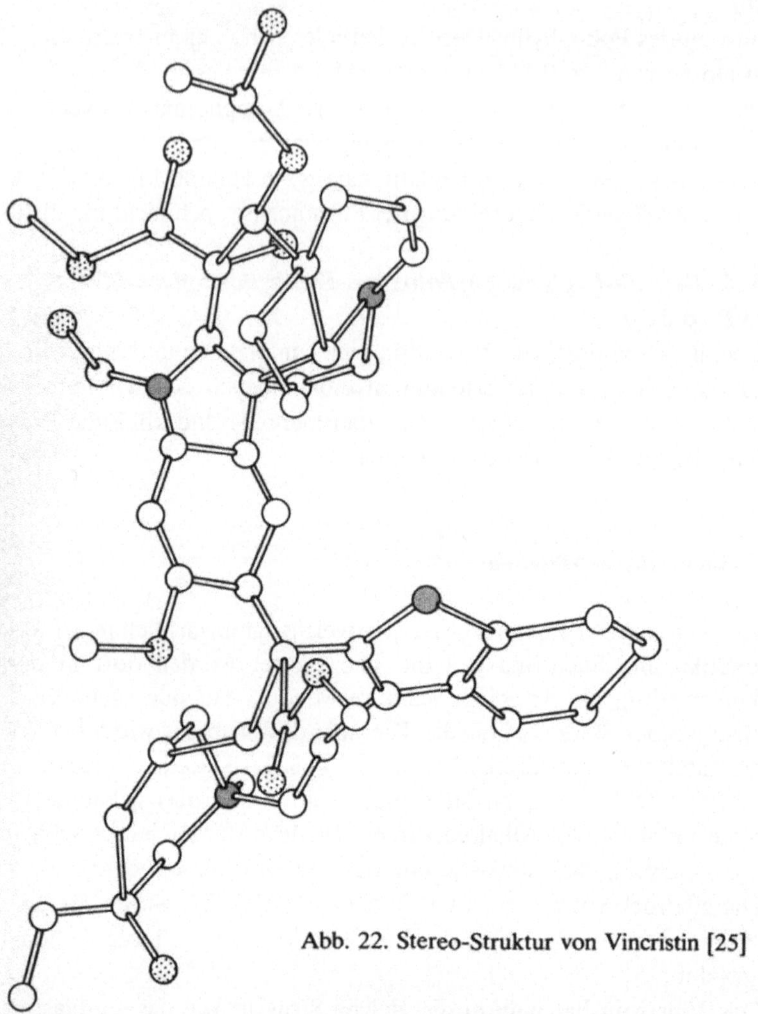

Abb. 22. Stereo-Struktur von Vincristin [25]

Polen wandern, sondern bleiben in der äquatorialen Ebene liegen und die Karyokinese kommt in der Metaphase zum Stillstand (Abb. 17).

Außerdem wird die DNA-abhängige RNA-Polymerase und die Synthese der Nucleinsäuren gehemmt [54, 55, 64].

Die Zellschädigung ist irreversibel, wenn die Mitose länger als 6–10 Stunden gelähmt ist [69].

1. Vinblastin (Velbe)

Dosierung. 0,08–0,2 mg/kg in 8-10-tägigen Intervallen i. v.
(bei guter Verträglichkeit ist eine Steigerung der Dosis möglich –
69) oder
0,1–0,2 mg/kg/Woche [64] oder
0,15 mg/kg/Woche oder
5–30 mg/Woche [16] oder
0,1–0,3 mg/kg/Woche i. v. [55].

Indikationen. Vinblastin wird hauptsächlich zur Therapie des Morbus Hodgkin, des Lymphosarkoms, des Chorionepithelioms und des Mammacarcinoms verwendet [16, 55].

Dermatologische Indikationen sind für beide Vinca-Alkaloide gemeinsam angeführt.

Nebenwirkungen. Relativ häufig tritt während der Vinblastin-Behandlung eine Knochenmarksdepression mit Leukopenie und Thrombocytopenie sowie eine Alopecie auf. Manchmal kommen auch Übelkeit und Erbrechen vor. Neurotoxische Komplikationen, eine Verlangsamung der Reflexe bis zu deren Erlöschen sowie eine vorübergehende Verminderung des Denkvermögens sind selten.

Das Ausmaß der Blutbildveränderungen bestimmt die Grenzen der Dosierung und die therapeutischen Möglichkeiten.

2. Vincristin (Oncovin)

ist die wesentlich wirksamere, aber auch die toxischere Substanz.

Dosierung. 0,025–0,05 mg/kg/Woche i. v. bzw. 0,3–0,5 mg/Woche bis zur Gesamtdosis von 15–20 mg [16] oder
0,01–0,03 mg/kg/Woche i. v. [55] oder
1,5 mg/m^2 als maximale Einzeldosis oder
2 mg/Woche [64] oder
0,05–0,15 mg/kg/Woche i. v. [69].
Für die Behandlung dermatologischer Erkrankungen genügen meist kleinere Dosen.

Indikationen. Vincristin hat sich in der Therapie von akuten Leukämien im Kindesalter [64] bewährt und wird auch zur Behandlung von Rhabdomyosarkomen, Lymphosarkomen, Neuroblastomen, sowie des Morbus Hodgkin, des Morbus Brill-Symmers und der Wilms-Tumoren verwendet.

Die dermatologischen Indikationen sind gesondert angeführt.

Nebenwirkungen. Im Verlauf der Behandlung mit Vincristin können nicht selten neurotoxische Symptome, periphere Neuritiden, Areflexie sowie Muskelschwäche und ein paralytischer Ileus auftreten. Alopecie und Knochenmarksdepression kommen selten vor, Übelkeit und Erbrechen werden kaum beobachtet.

Dermatologische Indikationen. Beide Vinca-Alkaloide wurden mit Erfolg zur Behandlung des Kaposi-Sarkoms verwendet. Ihre Verabfolgung ist bei fortgeschrittenen Fällen dieser Erkrankung anscheinend die Therapie der Wahl [14]. Die Behandlung beansprucht im allgemeinen 6–8 Wochen und kann intraarteriell oder auch intraläsional [Literatur bei 14] durchgeführt werden.

Außerdem können beide Präparate zur Behandlung der Histiocytosis X, der Abt-Letterer-Siwe-Erkrankung der Hand-Schüller-Christian-Erkrankung und des eosinophilen Granuloms (nicht des harmlosen Granuloma faciale, das durch die irreführende Bezeichnung „Granuloma eosinophilicum" zu Verwechslungen Anlaß geben könnte) verwendet werden.

Die Abt-Letterer-Siwe- und die Hand-Schüller-Christian-Krankheit sprechen auf Vinca-Alkaloide gut an, durch Vincristin konnte bei 50%, durch Vinblastin bei 20% der behandelten Patienten eine komplette Remission erzielt werden [14].

Die Mycosis fungoides wird häufig einer Polychemotherapie zugeführt, wobei Vincristin und Vinblastin mit Cyclophosphamid, Procarbazin und Prednisolon oder Vincristin mit Actinomycin D zur Anwendung gelangen. Die zuletzt genannte Kombination bewirkte auch bei einem metastasierenden Hämangiopericytom einen vorübergehenden Rückgang der Symptome.

D. Camphotenicin

wurde aus Camptotheca acuminata, einem Baum gewonnen, der die einzige Art der Gattung Camptotheca (Familie Nyssaceae, Ordnung Umbillifloreae, Doldenblütler) ist und ausschließlich in Osttibet sowie im subtropischen Westchina vorkommt. Die zweite Gattung der Nyssaceae umfaßt 8 Arten, darunter die Nyssa sylvatica (Tupelobaum – Süden der USA), deren schwammiges Wurzelholz auf

$^1/_4$–$^1/_5$ des Volumens zusammengedrückt werden kann und sich unter Wasseraufnahme wieder vergrößert. Aus diesem Holz wurden die früher manchmal zum Aufdehnen von Fisteln und Stricturen verwendeten Tupelo-Stifte hergestellt.

Das Camphotenicin wird vorläufig in Dosen von 0,5–10 mg/kg i. v. in Abständen von 4–14 Tagen erprobt. Angaben über Wirkungsmechanismus, Indikationen und toxische Komplikationen liegen noch nicht vor.

E. Viscum album

die Mistel enthält in ihrem Preßsaft eine Proteinkomponente, welche angeblich die DNA angreifen kann [69] und einen cancerostatischen Effekt haben soll. Die Wirksamkeit dieser Substanz steht noch nicht fest, Doppelblindstudien laufen seit Jahren, eindeutige Ergebnisse liegen bisher nicht vor.

F. Weitere Präparate

1. Thalicarpin
ein Aporphin-benzyl-isochinolin-Alkaloid [54],

2. Chelidonin und Protopin
Alkaloide aus Chelidonium majus (Schöllkraut) sowie

3. Berberin
aus der Wurzel der Berberis vulgaris, sind Substanzen, welche sich noch in Erprobung befinden. Die cytotoxische Wirkung scheint jedoch durch Experimente bereits gesichert [Literatur bei 54].

IV. Die Antibiotica (Tabelle 5)

Eine Reihe von cytostatisch wirksamen Substanzen wurde aus Pilzen der Ordnung Actinomycetales, vorwiegend aus der Gattung Streptomyces gewonnen.

Tabelle 5. Antibiotica[a]

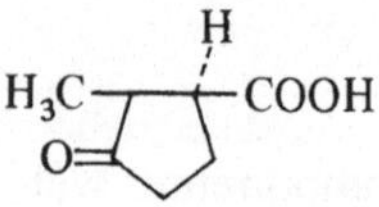

A. Sarkomycin (S. 108).

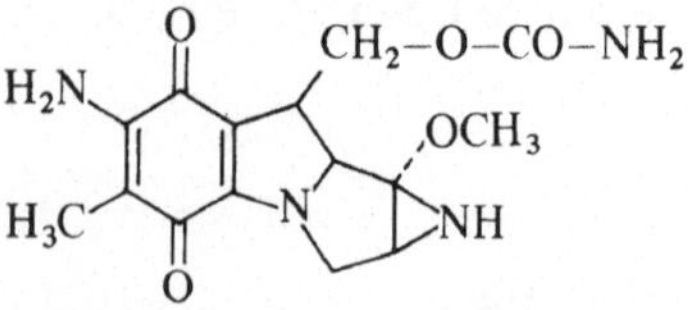

B. Mitomycin C (MITOMYCIN KYOWA, MITOMYCINC MACK)

Dosis: 0,03–0,07 mg/kg/die i. v. (S. 108).

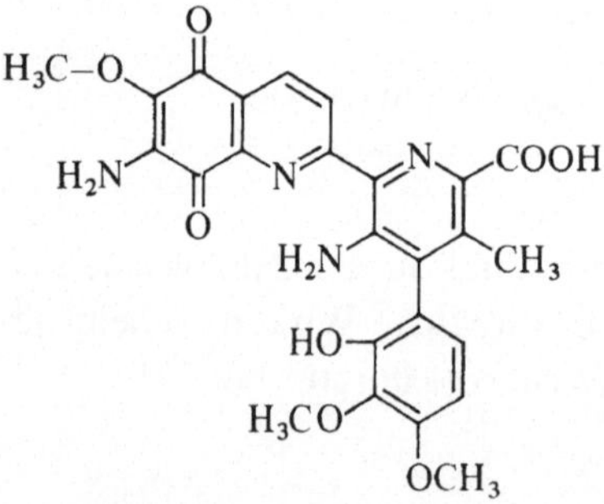

C. Streptonigrin (NIGRIN)

Dosis: 0,2–0,4 mg/die per os, Gesamtdosis: 5,0 mg. (S. 109).

---

[a] Allgemeine Richtlinien siehe Fußnote S. 28

106

Tabelle 5. (Fortsetzung)

D. Streptozotocin

Dosis: 1,0–2,0 mg/m^2 einmal wöchentlich i. v. für die Dauer von 5–6 Wochen *Stoßtherapie:* 500 mg/m^2/die 5 Tage lang. (S. 109).

E. Actinomycine

1. *Actinomycin D* (LYOVAC-COSMEGEN, DACTINOMYCIN)
Struktur: s. Abb. 23.
Dosis: 0,01–0,05 mg/kg/die i.v. maximal 2–5 mg innerhalb von 14 Tagen (S. 110).

2. *Actinomycin C* (SANAMYCIN)
Struktur: s. Abb. 23.
Dosis: 0,003–0,006 mg/kg/die i. v. (S. 113).

F. Bleomycin (BLEOMYCIN)

Bleomycin A$_2$
Dosis (BLEOMYCIN): 0,2–0,5 mg/kg i.v. ein bis zweimal wöchentlich, maximal 300–400 mg/Jahr (S. 113).

Tabelle 5. (Fortsetzung)

G. Anthracycline

1. *Daunomycin = Rubidiomycin = Daunorubicin* (DAUNOBLASTIN, ONDENA, CERUBIDINE)
   Struktur: s. Abb. 24
   Dosis: 30,0–60,0 mg/m^2/die, Maximaldosis 15 mg/kg (S. 116).

2. *Adriamycin* (ADRIABLASTIN)
   Struktur: Abb. 24.
   Dosis: 0,3–0,6 mg/kg/die i.v. 3 Tage lang oder 1,5 mg/kg alle 3 Wochen einmal bis zur Gesamtdosis von 15 mg/kg (S. 118).

H. Mithramycin = Aureolsäure (MITHRAMYCIN, MITHRACIN)
   Struktur: Abb. 24.
   Dosis: 0,025 mg/kg/die i.v. für die Dauer von 8–10 Tagen (S. 119).

---

1. Sarkomycin

wurde 1953 aus Streptomyces erythrochromogenes isoliert, seit 1957 ist auch eine synthetische Herstellung möglich. Die Substanz, eine in Wasser lösliche, relativ instabile Säure, scheint die DNA-Synthese zu hemmen, der genaue Wirkungsmechanismus ist unbekannt.

Im Tierversuch erwies sich das Präparat bei relativ niedriger Toxizität in der Behandlung von experimentellen Tumoren als gut wirksam. Bei klinischer Verwendung konnten mit Sarkomycin Remissionen bei Carcinomen des Magen-Darm-Traktes erzielt werden [63]. Sarkomycin wird derzeit kaum verwendet.

2. Mitomycin C (Mitomycin Kyowa, Mitomycin Mack)

wurde 1956 aus einem Gemisch mehrerer chemisch nahe verwandter Komponenten von Streptomyces-caespitosus-Kulturfiltraten gewonnen.

Die Verbindung hemmt die DNA-Synthese, hat in vitro ein breites Wirkungsspektrum gegen grampositive, gramnegative Bakterien sowie gegen Mykobakterien und Rikettsien, kann aber wegen der hohen Toxizität (LD$_{50}$ (Maus): i. v. 5 mg/kg) für die antibakterielle Chemotherapie nicht verwendet werden.

108

In der Klinik wurde das Mitomycin C in Dosen von 0,125 mg/kg
i. v. 2mal wöchentlich für die Dauer von 3–6 Wochen [63] oder in
Gaben von 0,03–0,07 mg/kg/die i. v. [69] mit gutem Erfolg zur Behandlung von chronischen Myelosen, multiplen Myelomen [69] sowie von Lymphomen, chronischen Leukämien und Carcinomen des
Verdauungstraktes gegeben.
Nebenwirkungen wurden hauptsächlich in Form von Knochenmarksdepression und von gastrointestinalen Störungen beobachtet.

3. Streptonigrin (Nigrin)

wurde 1959 aus Streptomyces flocculus isoliert. Das Präparat
hemmt die DNA-Synthese und hat ein breites antibakterielles Wirkungsspektrum, ist aber sehr toxisch. Die LD_{50} (Maus) i. v. liegt bei
0,5–2,0 mg/kg.
Mit Dosen von 0,2–0,4 mg/die (Gesamtdosis 5,0 mg) per os oder
0,005–0,007 mg/kg/die an 6 aufeinanderfolgenden Tagen als i. v.
Dauerinfusion [63] konnten bei Lymphomen, und bei der Mycosis
fungoides Remissionen erzielt werden.
Als Nebenwirkungen treten Knochenmarksdepression und gastrointestinale Störungen auf.

4. Streptozotocin

wurde 1959 aus dem Kulturfiltrat von Streptomyces achromogenes
var. 128 gewonnen. Von besonderem Interesse ist an dieser Substanz der
Wirkungsmechanismus. Das Streptozotocin setzt wahrscheinlich im
Organismus Diazomethan frei und wirkt dadurch alkylierend (me-
thylierend).
Das Präparat greift selektiv die B-Zellen des Pankreas an, bewirkt
dort eine deutliche Verminderung an Nicotinamid-adenin-dinucleotid (NAD) und verursacht dadurch irreversible Schäden. Die
Zerstörung der B-Zellen hat einen Diabetes mellitus zur Folge. Der
diabetogene Effekt wird experimentell zum Studium der Zucker-
krankheit an Versuchstieren verwendet und kann durch rechtzeitige
Verabfolgung von Nicotinamid vollkommen verhindert werden.
Die cytostatische Wirkung des Streptozotocins auf maligne B-Zel-
len-Tumoren wird durch Nicotinamid nicht beeinflußt und kommt
durch eine selektive Hemmung der DNA-Biosynthese zustande,

welche auf einer in-situ-Methylierung der Aminogruppen von Adenin, Guanin und Cytosin beruhen dürfte.

Die spezifische Wirkung auf die normalen und malignen B-Zellen des Pankreas ist mindestens teilweise transportbedingt, d. h. das Antibioticum kann als Glucosederivat bevorzugt in die B-Zellen eindringen.

Dosierung. 1–2 mg/m^2 einmal wöchentlich i. v. für die Dauer von 5–6 Wochen [63] oder als Stoßtherapie: 500 mg/m^2/die 5 Tage lang oder 1000 mg/m^2/Woche 4 Wochen lang [69].

Indikationen. Das Streptozotocin hat sich in der Behandlung von malignen Inselzelltumoren des Pankreas bewährt. Dabei konnte häufig eine Normalisierung des Blutzuckerspiegels und die Rückbildung von Lebermetastasen erzielt werden. Ein Teil der Patienten wurde mit hohen Dosen behandelt, trotzdem konnte bisher bei keinem ein irreversibler Diabetes beobachtet werden. Dies dürfte wahrscheinlich darauf zurückzuführen sein, daß das Antibioticum für normale B-Zellen bei Versuchstieren wesentlich toxischer ist als bei Menschen.

Nebenwirkungen. Während der Streptozotocin-Behandlung treten manchmal gastrointestinale Störungen auf, auch eine Nierentoxizität wurde beobachtet. Knochenmarksdepression kommt nicht oder nur außerordentlich selten vor.

5. Actinomycine

a) Actinomycin D (Lyovagcosmegen, Dactinomycin) wurde aus einem Streptomyces isoliert, der in der Nomenklatur verschiedentlich bezeichnet und als parvulus [14], als antibioticus [63] oder als chrysomallus [69] angeführt ist.

Struktur. Actinomycin D besteht aus einem aromatischen, chromophoren Ringsystem (Actinocin) mit 2 Peptid-Seitenketten, die ihrerseits wieder durch eine Äthylcarboxylgruppe ringförmig geschlossen sind (Abb. 23).

Wirkungsmechanismus. Actinomycin D heftet sich mit den Peptidketten an ein Purin-Pyrimidin-Basenpaar im DNA-Strang. Dadurch kommt es zu einer Vernetzung im DNA-Molekül ähnlich wie unter dem Einfluß alkylierender Substanzen [64], (Abb. 23). Der Wirkungsmechanismus erinnert somit an den Effekt ionisierender Strahlen, das Präparat wird deshalb von manchen Autoren auch zu den Radiomimetica gezählt [Literatur bei 14].

110

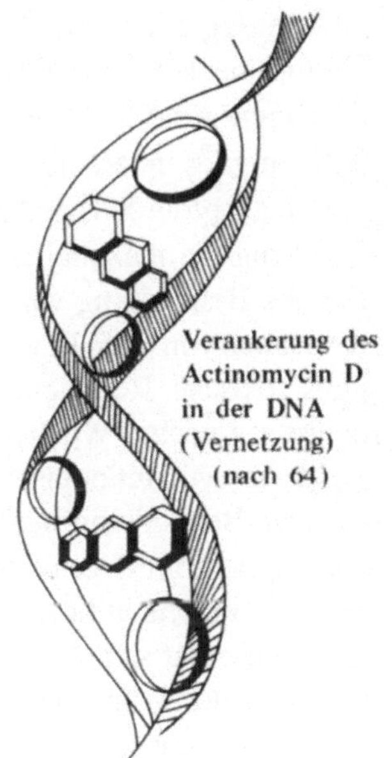

Actinomycin−D

Abb. 23. [nach 64]

Die Actinomycine hemmen außerdem die DNA-abhängige RNA-Bildung, hauptsächlich die Produktion der ribosomalen mRNA und die Proteinsynthese.

Auch den Calciumhaushalt beeinträchtigen die beiden Antibiotica; oral zugeführtes Vitamin A wird unwirksam und die Phosphatausscheidung durch die Niere gesteigert [69].

Im Gastrointestinaltrakt werden die Actinomycine kaum resorbiert, sie müssen daher intravenös verabfolgt werden. Die Halbwertszeit liegt unter 5 Minuten. Die Diffusion in die Körpergewebe ist gut. Etwa die Hälfte der Präparate wird unverändert durch die Galle ausgeschieden, 10% durch die Nieren. Die therapeutische Breite ist gering.

Actinomycin D ist ein stark wirksames Immunosuppressivum und greift sowohl die B- als auch die T-Lymphocyten an.

Dosierung

0,04 mg/kg einmal wöchentlich i. v. [64] oder

0,5 mg/die 1–5 Tage hindurch [14] oder

0,01 mg/kg/die 5–7 Tage hindurch insgesamt 2,5–5 mg [63] oder

0,075 mg/kg innerhalb von 10 Tagen [69] oder

0,01 mg/kg/die 5 Tage lang i. v. oder

0,5–1 mg/die maximal 2–5 mg innerhalb von 14 Tagen [16].

Für die Behandlung von Kindern werden 0,015 mg/kg/die i. v. für die Dauer von 1–5 Tagen empfohlen [14].

Falls toxische Reaktionen ausbleiben, kann eine weitere Behandlungsserie nach 2 Wochen verabfolgt werden.

Indikationen. Actinomycin D wird in der Dermatologie hauptsächlich zur Behandlung des Kaposi-Sarkoms verwendet. Die Erkrankung spricht im allgemeinen gut an, manchmal wird eine Kombination mit Vincristin bevorzugt.

Außerdem hat sich Actinomycin D in der Therapie des Chorionepithelioms, des Wilms-Tumor, der Ewing-Sarkome sowie der Hodencarcinome bewährt und wird auch häufig in der Polychemotherapie von Sarkomen und Carcinomen verwendet.

Sowohl die klinische Wirkung als auch die Nebenerscheinungen treten während einer Actinomycin-Therapie relativ spät ein. Häufige *Komplikationen* sind Brechreiz, Erbrechen und Geschwüre an den Schleimhäuten, ferner Leukopenie und Thrombocytopenie, selten auch eine aplastische Anämie, Pancytopenie und Agranulocytose. Manchmal treten Fieber, Lethargie, Müdigkeit, Alopecie und Erytheme sowie Hyperpigmentationen an der Haut auf.

Nicht selten entwickelt sich auch eine Akne.

Besondere Beachtung verdient die Strahlensensibilisierung durch Actinomycin D.

Eine paravenöse Injektion kann zu heftigen Entzündungen und zur Nekrose führen.

Wie alle Cytostatica hat auch Actinomycin eine teratogene Wirkung und kann die Spermatogenese behindern.

b) Actinomycin C (Sanamycin) unterscheidet sich chemisch vom Actinomycin D dadurch, daß in den Peptidseitenketten das D-Valin durch D-Isoleucin ersetzt ist.

Wirkungsmechanismus, Dosierung und Indikationen stimmen in

groben Zügen mit dem Actinomycin D überein, Actinomycin C
wird jedoch hauptsächlich als Immunosuppressivum eingesetzt.
In der Tumortherapie wird Actinomycin C noch manchmal in Dosen von 0,003–0,006 mg/kg/die i. v. [69] zur Behandlung der Lymphogranulomatose verwendet. Ansonsten ist es weitgehend durch stärker wirksame Mittel verdrängt worden.

6. Bleomycin (Bleomycin)

Die Bezeichnung Bleomycin umfaßt ein Gemisch von ungefähr 12
schwefelhältigen Polypeptiden [64] bzw. 13 Fraktionen [14], welche
aus Streptomyces verticillus gewonnen wurden. Die wichtigste
Komponente des im Handel befindlichen Präparates ist das Bleomycin A_2 (etwa 50%), dann folgt Bleomycin B_2 mit einem Anteil
von 20% [63], und ungefähr 3% B_4 [69], den Rest bilden andere
B-Gruppen-Substanzen [69].
Wirkungsmechanismus. Bleomycin hemmt das Eingliedern von Thymin in die DNA und damit deren Synthese. Außerdem soll das Präparat eine Trennung der DNA-Ketten verursachen können [14].
Die Wirkung ist am Ende der G_1- und während der S-Phase am
größten (Abb. 18).
Das Antibiotica-Gemisch diffuniert rasch in die Gewebe, wird aber
in allen Organen mit Ausnahme der Lunge und der Haut sehr bald
durch Abtrennung einer Amino-Gruppe inaktiviert. Der Blutspiegel
sinkt nach dem Initialgipfel ab und steigt dann wieder etwas an.
Zwei Stunden nach der Verabfolgung sind nur mehr 10% des Ausgangswertes nachweisbar [18], der Rest verschwindet 3–5 Stunden
nach der Injektion [69], Spuren können aber auch noch 3 Tage nach
einmaliger Gabe vorhanden sein [18]. Bei längerer Behandlung besteht somit die Möglichkeit der Kumulation. 20–40% der verabfolgten Dosis von Bleomycin werden unverändert mit dem Harn ausgeschieden.
Besonders bemerkenswert an Bleomycin ist, daß dieses Präparat offensichtlich keinen immunosuppressiven Effekt hat und somit die
Tumorabwehr im erkrankten Organismus kaum behindert. Dadurch
unterscheidet sich dieses Antibiotica-Gemisch sehr wesentlich von
fast allen anderen Cytostatica.
Dosierung
a) Parenterale Verabfolgung. Bleomycin wird im Magen-Darm-

Trakt nicht resorbiert und muß daher i. v., i. m. oder subcutan verabfolgt werden. Zur Behandlung werden

15 mg/m^2 zweimal wöchentlich bis zu einer Gesamtdosis von 200 mg/m^2 empfohlen [64].

Andere Autoren geben

10 mg/m^2/die [38] oder

15 mg/die 6 Tage lang, dann einmal 15 mg/Woche, wobei die Gesamtdosis von 300 mg nicht überschritten werden soll [18], oder

15 mg/die 5 Tage hindurch, dann zweimal wöchentlich 30 mg [69] oder

0,2–0,5 mg/kg je nach Verträglichkeit einmal oder zweimal wöchentlich oder täglich bis zu einer Gesamtdosis von 300–400 mg [14] oder

15 mg zweimal pro Woche [16, 63] bis maximal 370 mg pro Jahr [16].

b) Intraläsionale Verabfolgung. Zur Injektion in das Tumorgewebe können 15 mg Bleomycin in 2 ml physiologischer Kochsalzlösung gegeben werden. Eine Wiederholung dieser Therapie ist in Abständen von 5–8 Tagen möglich [18].

Indikationen. Bleomycin wird zur Therapie der Mycosis fungoides und des Kaposi-Sarkoms empfohlen. Die Remissionen sind allerdings kurz und erreichen nur selten die Dauer von einem halben Jahr.

Außergewöhnlich bewährt hat sich Bleomycin in der Behandlung enpithelialer Geschwülste der Haut und der Schleimhäute. Besonders gute Erfolge wurden nach Anwendung des Präparates zur Therapie der floriden, oralen Papillomatose beobachtet. 20–40% der Patienten mit Stachelzellcarcinomen sprachen auf eine Bleomycin-Behandlung sehr gut an. Auch bei Keratoacanthomen trat ein guter therapeutischer Effekt ein [Literatur bei 4, 14, 18, 31, 55, 64, 69, 74].

Zur Verringerung der Gefahr toxischer Komplikationen wird Bleomycin manchmal mit einem zweiten Cytostaticum, z. B. Cyclophosphamid gemeinsam, verabfolgt [18].

In der Tumorbehandlung hat sich das Präparat bei malignen Lymphomen, beim Morbus Hodgkin sowie bei Carcinomen der Gallenblase und der Harnblase bewährt.

Die *intraläsionale Therapie* kann wie jede Injektion von Cytostatica in das Tumorgewebe nur als palliative Maßnahme gelten, sie ist lediglich in Ausnahmefällen, bei Patienten in schlechtem Allgemeinzustand zur Behandlung von spinocellulären Carcinomen und rasch wachsenden Basaliomen vertretbar [18].

Unveröffentlichten Berichten zufolge bewirkt eine aus onkologischer Indikation verabfolgte Bleomycin-Therapie auch eine Rückbildung von Psoriasismanifestationen [Literatur bei 14]. *Die Psoriasis vulgaris gehört jedoch keineswegs zu den Indikationen der Bleomycin-Anwendung.*

Nebenwirkungen. Für Bleomycin-Komplikationen sind hauptsächlich die Lungen und die Haut anfällig, weil das Präparat dort, wie erwähnt, nicht in dem Ausmaß inaktiviert wird, wie in anderen Organen.

Toxische Erscheinungen an der Haut treten gewöhnlich erst ab einer Gesamtdosis von 150 mg in Form von Erythemen, von Schuppung, von Hyperpigmentationen, von Striae distensae, von Petechien oder von Sklerodermie-ähnlichen Veränderungen auf.

Manchmal entwickeln sich auch Bläschen und Geschwüre.

Fast 10% der Patienten erkranken an Lungenkomplikationen, bei 1% entwickelt sich daraus die tödliche Lungenfibrose. Für die fatale Verlaufsform sind besonders Patienten jenseits des 70. Lebensjahres ab einer Dosis von 300 mg anfällig. Eine ständige Überwachung der Lungenfunktion während der Bleomycin-Behandlung ist daher notwendig. Bei 33% aller mit Bleomycin behandelten Patienten findet sich als erstes Zeichen einer toxischen Schädigung eine Verringerung der Vitalkapazität sowie pathologische Werte in anderen Funktionsproben. Röntgenologisch sind interstitielle und basale Infiltrate zu sehen.

Das erste klinische Zeichen ist meistens ein trockener Husten, oft sind Rasselgeräusche zu hören. Solche Symptome und das Auftreten von Infiltraten sowie einer verminderten Sauerstoffdiffussionskapazität zwingen zum sofortigen Absetzen der Therapie.

Die Lungenkomplikationen sprechen gewöhnlich auf eine hochdosierte Corticosteroid-Therapie gut an und sind auch reversibel, soferne sie frühzeitig entdeckt und einer Behandlung zugeführt werden.

Bei Verabfolgung höherer Dosen von Bleomycin können auch Fieber, Appetitlosigkeit, Brechreiz, Erbrechen, Kopfschmerzen, Müdigkeit, Hyperaesthesien in den Fingern, Stomatitis und Alopecie auftreten.

Bei 1% der Patienten mit Lymphomen wurden anaphylaktische Reaktionen beobachtet. Manche Autoren empfehlen deshalb die Verabfolgung von 50 mg Diphenylhydraminhydrochlorid (= Benadryl, Amidryl) vor der Bleomycin-Injektion.

7. Die Anthracycline

Als erstes Präparat wurde das Daunomycin 1963 aus dem Mycel von Streptomyces peucetius und unabhängig davon auch aus Streptomyces coeruleorubidus isoliert. Die klinische Erprobung der Präparate ist noch nicht vollständig abgeschlossen [64].

Struktur. Das Grundgerüst der Anthracycline (Abb. 24) erinnert an die Tetracycline, sie werden daher von manchen Autoren auch als Tetracyclin-Derivate bezeichnet.

Wirkungsmechanismus. Die Anthracycline binden sich mit ihrem aus vier Sechserringen bestehenden Kern an zwei benachbarte Nucleinbasen im DNA-Strang. Die aus Aminozucker aufgebaute Seitenkette wird gleichfalls an die DNA fixiert (vgl. Abb. 23), dadurch kommt es nicht nur zu einer Vernetzung im Molekül, sondern es ist auch die DNA-abhängige RNA-Produktion bzw. die DNA-Transcription behindert (Abb. 18) [64].

Die Halbwertszeit im Serum beträgt etwa 45 Minuten. Ein Teil des Präparates wird jedoch an Proteine gebunden und dann allmählich freigesetzt, die Halbwertszeit der gebundenen Substanzen beträgt mehr als 40 Stunden. Die Präparate werden in Niere, Milz, Leber, Lunge und wahrscheinlich auch in Erythrocyten gespeichert. Die Ausscheidung erfolgt innerhalb von 6–7 Tagen hauptsächlich durch die Galle und den Stuhl, nur ein Sechstel wird mit dem Harn eliminiert.

Dosierung. Ein optimales Dosierungsschema für Anthracycline gibt es nicht, die Verabfolgung richtet sich hauptsächlich nach der Verträglichkeit. Die maximalen Gesamtdosen sollten jedoch nicht überschritten werden.

Präparate

a) Daunomycin = Rubidomycin = Daunorubicin (Daunoblastin, Ondena, Cerubidine)

Dosierung. Die empfohlene Dosis für eine 3-Tage-Behandlung beträgt

28–35 mg/m^2/die i.v. [11] oder

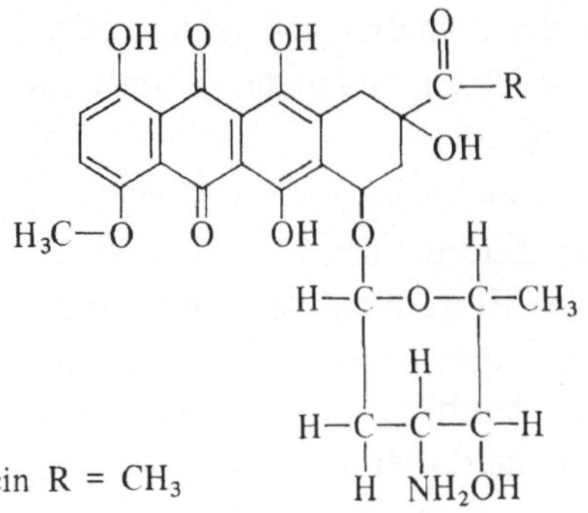

Adriamycin R = CH_3

Daunorubicin R = CH_2OH

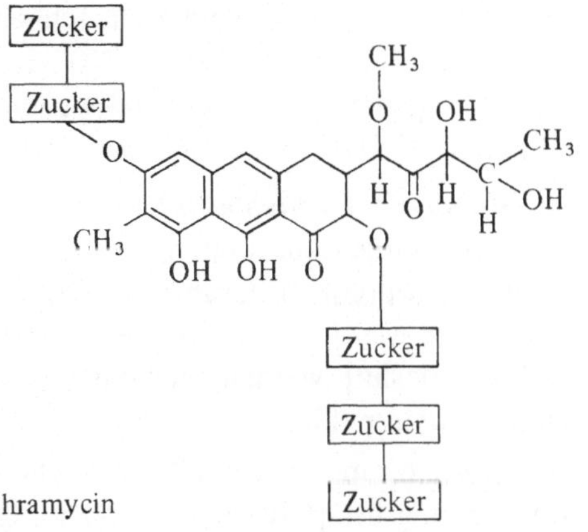

Abb. 24. [nach 64]   Mithramycin

30–60 mg/m^2/die i.v. [64]. Außerdem können Dosen von 30–60 mg/m^2 einmal wöchentlich i.v. [64] oder

1,5 mg/kg/die i.v. 3–5 Tage lang, dann Pause, dann Wiederholung bis zur Maximaldosis von 15 mg/kg [16] oder

10–30 mg/m^2 i.v. zweimal wöchentlich [63] oder

0,8 mg/kg/die i.v. 5 Tage hindurch oder als Stoßtherapie 1,5–2 mg/kg einmal wöchentlich i.v. gegeben werden [69].

Indikationen. Das Daunomycin hat sich besonders zur Einleitung der Therapie bei akuten Leukosen bewährt. Wegen seiner toxischen Nebenwirkungen ist es aber für eine Dauerbehandlung nicht geeignet [69].

In Kombination mit anderen Cytostatica wird das Präparat hauptsächlich zur Behandlung von Leukämien und Rhabdomyosarkomen verwendet.

Nebenwirkungen. Im Verlauf der Daunomycin-Behandlung kann als Zeichen der akuten Toxicität Übelkeit und Fieber auftreten. Eine Rotfärbung des Harns kommt manchmal vor, sie ist allerdings nicht durch eine Hämaturie, sondern durch Stoffwechselprodukte des Antibioticums bedingt. Etwas später ist gewöhnlich eine Knochenmarksdepression zu beobachten. Auch Alopecien kommen nicht selten vor.

Die gefährlichste Komplikation ist jedoch der kardiotoxische Effekt. Die Nebenwirkung am Herzen beginnt mit einer Tachykardie sowie mit Arrhythmien und kann schließlich in eine kardiorespiratorische Insuffizienz übergehen. EKG-Kontrollen sind deshalb während der gesamten Therapie notwendig. An der Haut kann das Daunomycin eine Kontaktdermatitis hervorrufen [62].

b) Adriamycin (Adriablastin) wurde später gleichfalls aus Streptomyces peucetius isoliert und ist inzwischen eines der wichtigsten Cytostatica geworden [Literatur bei 24]. Die Substanz ist etwas toxischer, aber wesentlich wirksamer als Daunomycin, sie kann daher niedriger dosiert werden, Nebenwirkungen kommen seltener vor und verlaufen milder.

Dosierung. 60 mg/m^2 i.v. alle 3 Wochen bis zu einer Gesamtdosis von 550 mg/m^2 [64] oder 0,3–0,6 mg/kg/die i.v. 3 Tage lang (15–30 mg/die) oder 1,5 mg/kg i.v. alle 3 Wochen einmal bis zur Gesamtdosis von 15 mg/kg [16] oder 0,5 mg/kg i.v. 3 Tage hindurch als Stoßtherapie alle 3 Wochen einmal [69].

Indikationen. Adriamycin bewährt sich in der Therapie von Carcinomen der Gallenblase, der Mamma, der Lungen, der Harnblase sowie von Lymphomen und Sarkomen; aber auch akute Leukämien, Hämoblastosen und die Lymphogranulomatose sprechen auf eine Therapie mit diesem Antibioticum gut an.

Adriamycin wurde eingehend geprüft [Literatur bei 24], seine Wirkung kann durch Kombination mit anderen Cytostatica, z. B. Procarbazin und Cyclophosphamid oder Vincristin sowie Amethopterin, Cytosin-arabinosid, BCNU u. a. verstärkt werden. [Literatur bei 24].

Adriamycin hat eine größere therapeutische Breite als Daunorubicin und wird deshalb auch wesentlich häufiger verwendet.

Nebenwirkungen. Kardiale Komplikationen fehlen während einer Adriamycin-Behandlung weitgehend [69]. Ansonsten können ähnliche Symptome wie nach Verabfolgung von Daunomycin auftreten, manchmal auch eine Erythrocytopenie und erhöhte Transaminase-Werte. Bei eingeschränkter Leberfunktion muß niedriger dosiert werden. Fieber kommt seltener vor als während der Daunomycin-Behandlung, Stomatididen sind häufiger zu beobachten. An der Haut kann das Adriamycin ebenso wie das Daunomycin eine Kontaktdermatitis verursachen [62].

Weitere Anthracyclinpräparate. Während der letzten Jahre wurden einige neue Anthracyclin-Präparate entwickelt. Zunächst wurde versucht, Daunomycin vor allem aber *Adriamycin an DNA* zu binden, weil man annahm, diese Komplexe würden von den Zellen bevorzugt aufgenommen und könnten dadurch besser oder selektiver wirken. Erste Untersuchungen im Tierexperiment scheinen diese Annahme nicht zu bestätigen [Literatur bei 24]. Durch eine *Kombination von Adriamycin mit Uridin* konnte dagegen der therapeutische Effekt verbessert und die toxischen Nebenwirkungen verringert werden, während eine *Adriamycin-Cytidin-Verbindung* wohl eine Zunahme des cytostatischen Effektes, aber keine Beeinflussung der toxischen Nebenwirkungen brachte [Literatur bei 24].

Ein *Benzolhydrazonchlorat* des Daunomycins wurde zur Therapie myeloischer Leukämien verwendet und konnte bei 45% der Behandelten komplette Remissionen bewirken [69]. Eine klinische und experimentelle Prüfung dieser Substanz ist noch im Gange.

8. Mithramycin (MITHRACIN)

wurde 1962 aus einer nicht näher charakterisierten Streptomycetenart gewonnen und ist mit der schon früher entdeckten Aureolsäure identisch.

Struktur. Mithramycin besteht aus einem polycyclischen chromophoren Anteil mit zwei Zuckerseitenketten (Abb. 24).

Wirkungsmechanismus. Die Angriffspunkte des Mithramycins sind die Nucleinbasen im DNA-Doppelhelix, das Präparat verankert sich dort ähnlich wie die Anthracycline und das Actinomycin. Außerdem wird durch dieses Antibioticum auch die DNA-abhängige RNA-Synthese gehemmt (Abb. 18).

Dosierung. Das Präparat ist sehr toxisch, die LD_{50} (Maus) i. v. liegt bei 0,35 mg/kg.

Die Verträglichkeit ist unterschiedlich.

Im allgemeinen werden 0,025–0,05 mg/kg i. v. jeden 2. Tag bis insgesamt 8mal [64] oder

0,025 mg/kg/die für die Dauer von 8–10 Tagen [63] oder

0,06 mg/kg jeden 2. Tag i. v. gegeben.

Indikationen. Mithramycin eignet sich in erster Linie zur Behandlung von malignen Tumoren des Hodens und scheint dort insbesondere bei embryonalen Teratomen das Mittel der Wahl zu sein [16, 38, 63, 69].

Die Substanz wurde auch mit gutem Erfolg zur Behandlung der Ostitis deformans (Morbus Paget), welche durch eine hohe osteoklastische und kompensatorische osteoblastische Aktivität charakterisiert ist, sowie zur Therapie und Prophylaxe corticosteroidresistenter Hypercalcämien bei Knochenmetastasen verwendet [63, 64].

Nebenwirkungen. Als toxische Komplikationen können Übelkeit, Erbrechen, Thrombocytopenie, Hämorrhagien und Hypocalcämien vorkommen. Manchmal treten auch Leberschäden auf und können einen letalen Verlauf nehmen.

V. Andere Substanzen (Tabelle 6)

In diesem Abschnitt sind cytostatische Präparate zusammengefaßt, welche in keine der bisher angeführten Gruppen eingereiht werden können.

1. Hydroxyharnstoff (Litalir)

Wirkungsmechanismus. Hydroxyharnstoff scheint die Produktion von Thymidin zu stören und behindert den Einbau dieser Pyrimidinbase in die DNA. Das Präparat ist ähnlich wie die Antimetaboliten hauptsächlich während der S-Phase wirksam. Im Endeffekt wird die DNA-Synthese und die DNA-Replikation blockiert. Die RNA-Bildung und der Proteinaufbau sind dadurch erst sekundär beeinträchtigt (Abb. 18).

Das Präparat kann oral verabfolgt werden, die Blutspiegel errei-

Tabelle 6. Andere Substanzen[a]

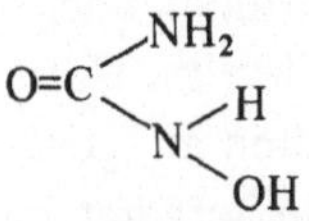

1. *Hydroxyharnstoff* (LITALIR)
   Dosis: 20–40 mg/kg/die per os (S. 120).

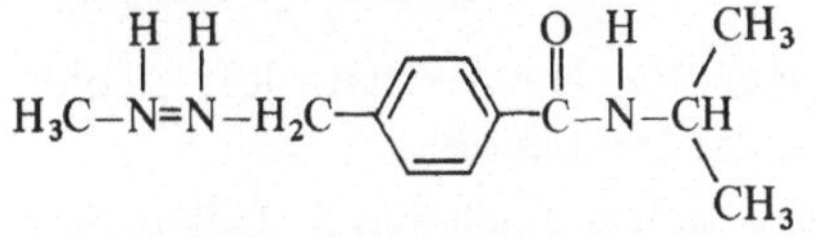

2. *Procarbazin* = *Ibenzmethyzin* (NATULAN)
   Dosis: 50,0–200,0 mg/die per os oder 0,7–3,5 mg/kg per os oder i. v.
   (S. 123).

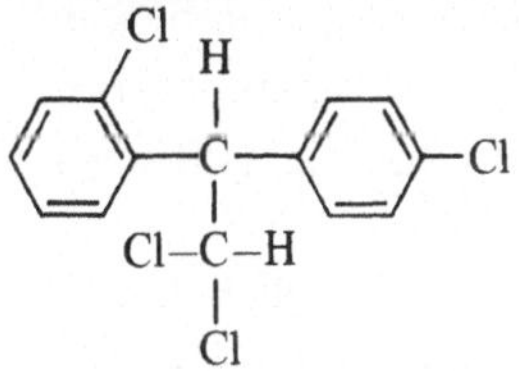

1,1–Dichlor–2–(o–chlorphenyl)–2–(p'–clorphenyl)–äthan

3. *o,p'-DDD* (LYSODREN)
   Dosis: 6–15 g/die per os (S. 125).

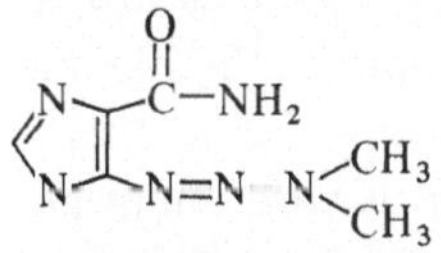

4. *Dimethyl-triazeno-imidazolcarboxamid* = *Dacarbacine* (DTIC)
   Dosis: 10 mg/kg/die für die Dauer von 9 Tagen (S. 125).

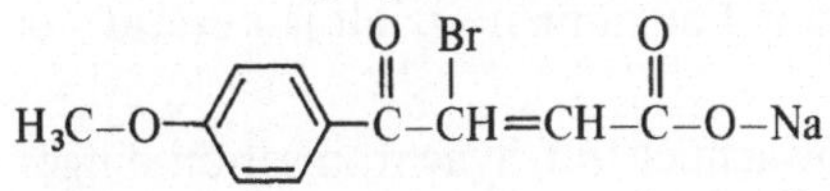

Natrium–cis–2–(4–methoxy–benzoyl)–2–brom–acrylat

5. *Cytemba* (NBBA)
   Dosis: 3–10 mg/kg/die i. v. (S. 126).

6. *Enzyme*

1. *L-Asparaginase* (CRASNITIN)
   Dosis: 1000 I. E./kg/die i. v. oder 20000 IE/m^2/die i. v. (S. 127).

---

[a] Allgemeine Richtlinien siehe Fußnote S. 28.

chen den Gipfel etwa 2 Stunden nach der Einnahme und nach Ablauf von 24 Stunden ist die Substanz im Serum nicht mehr nachweisbar. Die verabfolgte Menge wird zu 80% unverändert im Harn ausgeschieden. Besondere Vorsicht ist daher bei Patienten mit gestörter Nierenfunktion geboten. Hydroxyharnstoff diffundiert gut in alle Körpergewebe, die größte Konzentration wird in der Niere gefunden.

Dosierung. Die Dosisempfehlungen für Hydroxyharnstoff richten sich nach der Verträglichkeit und der Indikation.

Bei malignen Melanomen wurden gelegentlich durch Gaben von 20–40 mg/kg/die per os [14, 69] oder durch Verabfolgung von 80 mg/kg jeden 3. Tag per os gute Erfolge erzielt.

Von anderen Autoren [16] wurden gleichfalls zur Melanombehandlung oder zur Synchronisation im Rahmen der Polychemotherapie 30 mg/kg/die für die Dauer von 10–14 Tagen oder je 100 mg/kg 2mal pro Woche empfohlen.

Psoriasisplaques konnten durch Dosen von 2–3mal täglich 500 mg (!) zur Rückbildung gebracht werden [Literatur bei 14].

Indikationen. Hydroxyharnstoff wurde ursprünglich zur Behandlung der Psoriasis verwendet. Die Problematik einer cytostatischen Therapie dieser Erkrankung wurde bereits erörtert (S. 73). Das Präparat ist außerdem weniger gut wirksam als Amethopterin (S. 73) und eine Kombination mit Folsäure-Antagonisten bringt keine therapeutischen Vorteile. Auch die psoriatische Arthritis wird kaum beeinflußt.

Gelegentliche Erfolge wurden, wie erwähnt, in der Behandlung maligner Melanome und myeloischer Leukämien erzielt [Literatur bei 14, 69].

Die Substanz wird derzeit hauptsächlich zur Synchronisation eingesetzt.

Nebenwirkungen. Am häufigsten treten während der Therapie mit Hydroxyharnstoff Diarrhoen sowie Leukopenien und Thrombocytopenien auf. Bei prolongierter Anwendung wurden nicht selten megaloblastische Anämien beobachtet. Weniger oft kommen Brechreiz, Erbrechen und Schleimhautulcerationen vor. Alopecien sind selten. Manchmal kann eine Art „viraler Infekt" mit hohem Fieber, Müdigkeit, Muskelschmerzen und cutaner Vasculitis auftreten. Bei Langzeitbehandlung können auch Nierenschäden vorkommen.

2. Procarbazin = Ibenzmethyzin (Natulan)

wurde im Zuge der Forschungen nach neuen Monoaminooxydase-
hemmern entwickelt.

Struktur. Das Procarbazin ist ein synthetisches Methylhydrazinderi-
vat. Der chemische Aufbau könnte vielleicht eine Aufnahme dieser
Verbindung in die Gruppe der Alkylantien rechtfertigen, manche
Autoren [69] führen es auch dort an, die meisten [14, 16, 64] zählen
es jedoch zu den „Anderen Substanzen".

Wirkungsmechanismus. Das Präparat depolymerisiert die DNA und
vermindert deren Viscosität in Gegenwart von Sauerstoff. Während
des Abbaues von Procarbazin entstehen wahrscheinlich Wasser-
stoffsuperoxyd, Formaldehyd, Azo-Procarbazin und Hydroxylradi-
kale [Literatur bei 14]. Diese Spaltprodukte verursachen Chromo-
somenbrüche, Mitosehemmung und eine Verlängerung der Interphase (Abb. 18).

Der Angriffspunkt ist anscheinend nicht an eine bestimmte Phase
des Zellcyclus gebunden. Das Präparat wird deshalb gerne zur Behandlung von Tumoren verwendet, welche auf die gleichfalls cyclus-
unabhängig angreifenden alkylierenden Substanzen oder auf Vinblastin nicht ansprechen bzw. gegen eine Behandlung mit diesen
Präparaten resistent geworden sind. Eine Kreuzresistenz zwischen
Procarbazin und den erwähnten Verbindungen besteht nicht [64].

Nach peroraler Applikation wird das Procarbacin sehr gut (100%ig
— 69) resorbiert und diffundiert rasch in die Körpergewebe. Im
Organismus wird das Präparat zu Terephthal-N-isopropylamid umgewandelt. Innerhalb von 24 Stunden nach der Einnahme werden
47% [14] bzw. 75% [64] der verabfolgten Menge im Harn ausgeschieden, davon 5% in unveränderter Form [14], der Rest als meta-
bolisierte Produkte.

Die therapeutische Breite ist relativ groß [69], die Dosisempfehlungen schwanken dementsprechend innerhalb weiter Grenzen (z. B.
0,7–3,5 mg/kg/die).

Das Procarbazin ist ein kräftig wirksames Immunosuppressivum.

Dosierung. Am Beginn der Behandlung sollen 50 mg/die per os gegeben werden.

Anschließend wird eine Steigerung um 50 mg/die bis auf 250–300
mg pro die empfohlen. Nach Eintritt der Remission kann meistens

mit Erhaltungsdosen von 100–150 mg/die das Auslangen gefunden werden [35].

Andere Autoren empfehlen:

2,0–3,0 mg/kg/die oder zur Dauerbehandlung 100–200 mg/die [16]

oder

50–200 mg/die per os [64]

oder

0,7–3,5 mg/kg/die per os oder i. v.

oder

0,5–2,0 mg/kg/die per os zur Langzeittherapie [69].

In der Polychemotherapie werden meistens Dosen von 3–5 mg/kg/die gegeben.

Indikationen. Zum Anwendungsgebiet des Procarbazins gehören in erster Linie die Lymphogranulomatose, lymphoreticuläre Erkrankungen und manche Carcinome.

In der Polychemotherapie erwies sich das Präparat als ein nützliches Adjuvans zur Behandlung fortgeschrittener Fälle von Mycosis fungoides, z. B. im Bakemeyer-Schema (s. Polychemotherapie).

Nebenwirkungen. Das Procarbazin verursacht manchmal Brechreiz und heftiges Erbrechen. Außerdem können toxische Exantheme, Lethargie und Depressionen sowie Anämien, Leukopenien und Thrombocytopenien auftreten. Seltener kommen Ulcerationen an Schleimhäuten, Alopecie und Hodenatrophie vor.

Die Komplikationen manifestieren sich oft erst 7–21 Tage nach Verabfolgung des Präparates.

Das Procarbazin ist ein Monoaminooxydasehemmer und führt daher nicht selten auch zu Nebenwirkungen von Seiten des Zentralnervensystems. Diese Komplikationen werden unter dem Einfluß von Alkohol und von Barbituraten bzw. von Phenothiazinen verstärkt. Als klinische Symptome treten Kopfschmerzen, Schlaflosigkeit, periphere Neuropathien, seltener Halluzinationen, Tremor, Ataxie, abgeschwächte Reflexe, Verwirrtheit, Krämpfe und Koma auf. Auch Aphasie, Nystagmus und Schwerhörigkeit können vorkommen. Manchmal leiden die Patienten unter Photosensibilität, Fieber, Husten, Pruritus und Gelbsucht.

Im Verlaufe einer immunosuppressiven Therapie treten nicht selten schwer verlaufende Infektionen auf. Das Präparat hat außerdem eine beträchtliche teratogene und cancerogene Wirkung. Sowohl an

Versuchstieren als auch an Menschen wurde noch während der Behandlung oder nach deren Beendigung ein vermehrtes Vorkommen von malignen Tumoren, besonders aber von Leukämien beobachtet.

3. 1,1-Dichlor-2-(o-chlorphenyl)-2-(p'-chlorphenyl)-äthan = o,p'-DDD (Lysodren)

Struktur. Der Aufbau des LYSODREN ist dem Insecticid DDT weitgehend ähnlich.

Wirkungsmechanismus. Angriffspunkt und Wirkungsmechanismus sind noch nicht genau bekannt.

Nach oraler Verabfolgung werden etwa 40% der Dosis resorbiert und zum Großteil längere Zeit hindurch (mehrere Wochen) im Fettgewebe gespeichert. Etwa 60% der eingenommenen Menge gelangt unverändert mit dem Stuhl zur Ausscheidung, ungefähr ein Viertel der resorbierten Dosis geht in metabolisierter Form mit dem Harn ab.

Das Präparat bewirkt eine Fibrosierung und Verkleinerung der Nebennierenrinde sowie in weiterer Folge ein Absinken der Nebennierenrinden-Steroidsekretion.

Als *Dosis* werden 6–15 g/die per os [64] oder
8–10 g/die per os [69] empfohlen.

Indikation. Das o,p'-DDD wurde usrpünglich als Sympathicolyticum verwendet, derzeit werden mit dieser Substanz hauptsächlich Nebennierenrindentumoren behandelt. Das Präparat bewirkt eine Verkleinerung der Neoplasmen und eine Abnahme der überschießenden Produktion von Steroidhormonen.

Nebenwirkungen. Zur Beginn der Behandlung ist meist Appetitlosigkeit, Brechreiz und Somnolenz zu beobachten, später können auch entzündliche Veränderungen der Haut (Dermatitis – 64), Durchfälle und Depressionen auftreten.

4. Dimethyl-triazeno-imidazolcarboxamid = Dacarbacine (DTIC)

Der *Wirkungsmechanismus* ist nicht genau bekannt. Wahrscheinlich verhält sich das Dacarbacine ähnlich wie die Alkylantien [64, 69] und wird in einer der letzten Publikationen auch zu den Radiomimetica gezählt [69]. Andererseits kann die Substanz die Produktion sowie das Eingliedern von DNA- und RNA-Bestandteilen während der S-Phase hemmen, hat damit die Eigenschaften eines

Purinantagonisten [64] und könnte daher auch in die Gruppe der Antimetaboliten eingereiht werden. Bis zur Klärung des Wirkungsmechanismus erscheint es jedoch zweckmäßig, das Dacarbacine im Abschnitt „Andere Substanzen" zu belassen [16, 64].

Die Halbwertszeit im Plasma beträgt bei intravenöser Verabfolgung 40–45 Minuten.

Nach Substitution der beiden Methylgruppen am Ende der Triazeno-Kette durch Chloräthyl entsteht aus dem Dacarbacine das TIC-Mustard. Die Substanz gehört der Struktur nach zu den aromatischen Stickstofflost-Derivaten und wurde auf S. 31 und S. 45 angeführt.

Dosierung. Am besten scheint sich die Behandlung mit 3–8 mg/kg/die i.v. 6 Tage hindurch in Abständen von jeweils 1–2 Wochen [16]

oder

10 mg/kg/die (300 mg/m^2/die) i.v. für die Dauer von 9 Tagen [64] zu bewähren.

Indikationen. Das Dacarbacine ist nach bisherigen Erfahrungen anscheinend das Mittel der Wahl zur Behandlung von metastasierenden Melanomen [9, 16, 47, 64, 69]. Etwa 30% der Behandelten sprechen auf die Therapie gut an [64].

Sarkome können gleichfalls durch eine Dacarbacine-Therapie zur Rückbildung gebracht werden [16].

Die Wirkung läßt sich durch Kombination mit Adriamycin verstärken.

Im Experiment konnten mit dem Präparat auch Erfolge in der Behandlung von Mäuse-Leukämien erzielt werden.

Nebenwirkungen können in Form von Übelkeit, Erbrechen, Knochenmarksdepression, Fieber, Myalgien und Hepatopathien vorkommen.

5. Natrium-cis-2-(4-methoxy-benzoyl)-2-brom-acrylat = Cytemba (NBBA)

hat anscheinend einen polyfunktionellen Effekt, der Wirkungsmechanismus ist aber noch weitgehend unbekannt.

Die Halbwertszeit beträgt 13,5 Stunden, die Substanz wird wahrscheinlich in der Leber metabolisiert und zum Teil mit dem Harn ausgeschieden.

Vorläufig werden als Dosis 3–10 mg/kg i. v. verabfolgt.

Als Indikationen gelten gynäkologische Neoplasien und Knochentumoren.

Das Präparat wird noch experimentell und klinisch erprobt [69].

6. Cis-dichlor-diamino-platinum

$$H_3N\diagdown \diagup Cl$$
$$P_t$$
$$H_3N\diagup \diagdown Cl$$

ein Platin-Komplex verursacht anscheinend eine DNA-Vernetzung ähnlich wie die bifunktionellen Alkylantien. Im Verlaufe von ersten experimentellen und klinischen Untersuchungen wurde eindeutig eine cytostatische Wirkung bei Leukämien, Plasmocytomen und Ovarialcarcinomen festgestellt. Weitere Ergebnisse liegen noch nicht vor.

7. Eine Reihe von anderen Medikamenten

z. B. das *Resochin*, das *Phenylbutazon*, das *Dihydroemetin* und viele andere, darunter *Vitamine* (A, B-Komplex), *Bakterien* (Sporen des Clostridienstammes M 55) und heterocyclische Naphthochin-Derivate) wirken antiphlogistisch, z. T. auch cytostatisch oder onkolytisch oder können die Wirkung mancher Cyctostatica verstärken (z. B. Vitamin A). Der Einfluß auf maligne Zellen ist aber meistens äußerst geringfügig und die betreffenden Medikamente werden deshalb nur vereinzelt zur Chemotherapie von Tumoren oder zur Beeinflussung von Immunreaktionen verwendet.

Die folgenden Substanzen sind Enzyme, ihr Wirkungsmechanismus erinnert an den Effekt der Antimetaboliten, ansonsten unterscheiden sich die Präparate jedoch grundlegend von den bisher angeführten Cytostatica. Sie sollten in einem eigenen Kapitel abgehandelt werden. Bisher steht jedoch nur ein einziges Enzym mit eindeutig nachweisbarer und erprobter Tumorwirkung zur Verfügung und deshalb werden vorläufig die Enzyme noch im Anhang zu den „Anderen Substanzen" angeführt.

8. Enzyme

a) L-Asparaginase (CRASNITIN)

Angriffspunkt. Die L-Asparaginase (L-Asparagin-aminohydrolase) ist ein Enzym, das die Umwandlung von L-Asparagin in L-Asparaginsäure katalysiert, wobei im L-Asparagin eine Aminogruppe abgespalten, als Ammoniumradikal freigesetzt und durch eine Hydroxylgruppe substituiert wird (Abb. 16, 18). Der Ablauf dieses Vorganges ist an die Anwesenheit von Magnesium und Adenosintriphosphat (ATP) gebunden.

Wirkungsmechanismus. Manche Tumoren benötigen für ihr Wachstum L-Asparagin, können diese Aminosäure aber im Gegensatz zu normalen Zellen nicht selbst synthetisieren, weil ihnen das Enzym Asparaginsynthetase fehlt (Abb. 16). Sie müssen daher die Substanz aus dem umgebenden Muttergewebe bzw. aus dem Blut beziehen. Ein Mangel an L-Asparagin hemmt somit zwangsläufig das Tumorwachstum. Die L-Asparaginase kommt im Meerschweinchenserum in tumorwirksamer Konzentration vor [55], sie kann auch aus Escherichia coli gewonnen werden [35, 64, 69]. Nach intravenöser Zufuhr verbleiben 80% der Enzymaktivität innerhalb des Gefäßsystems, die Halbwertszeit beträgt 24 Stunden. Der L-Asparaginspiegel im Blut fällt nach der Verabfolgung innerhalb kürzester Zeit auf nicht mehr meßbare Werte ab und steigt erst nach Ende der Therapie wieder an.

Dosierung. Zur Behandlung maligner Neoplasien werden 1000 IE/kg/die i. v. [69] oder
20000 IE/m^2/die i. v. [64] in Form von 1–2 Infusionen pro Tag für die Dauer von 5–10 Tagen empfohlen.

Indikationen. Die L-Asparaginase eignet sich hauptsächlich zur Behandlung von Leukämien. Bei der Anwendung zur Therapie von akuten Lymphoblastenleukämien im Kindesalter konnten teilweise Remissionen erzielt werden. Zwei Drittel der Erwachsenen zeigten eine vorübergehende Besserung [55].

Myeloische Leukämien und Lymphosarkome sprechen auf eine Behandlung mit L-Asparaginase meistens weniger gut an.

Das Präparat stört allerdings die Wirksamkeit anderer Cytostatica nicht, es belastet daher auch nicht den Organismus im Sinne einer kummulativen Toxizität, verursacht keine Knochenmarksschäden und kann deshalb ohne zusätzliche Gefährdung im Rahmen der Polychemotherapie verwendet werden.

Nebenwirkungen. Die L-Asparaginase ist ein körperfremdes Eiweiß und kann daher bei längerer Gabe Überempfindlichkeitsreaktionen bis zum anaphylaktischen Schock hervorrufen.

Toxische Symptome wie Fieber und Schüttelfrost können auch

durch Verunreinigungen bedingt sein. Außerdem treten manchmal Leberfunktionsstörungen, akute Pankreatitiden mit langwierigem Diabetes [64] und Depressionen auf.

Ein länger anhaltender Entzug von L-Asparagin hat auch nachteilige Folgen auf den gesamten Eiweißstoffwechsel des Patienten [69]. Störungen der Protein-Synthese in der Leber bewirken schließlich eine Hypoproteinämie und eine Hypofibrinogenämie. Selten können auch Leberschäden vorkommen.

Resistenz. Bei längerer Behandlung mit L-Asparaginase kann im Tumorstroma ein reaktiver Anstieg der Asparaginsynthetase beobachtet werden. Von dort gelangt dieses Enzym durch Diffusion in die Tumorzellen und kann die Wirkung der L-Asparaginase abschwächen oder aufheben.

b) Bedeutung der Enzymbehandlung in der Onkologie. Mit der Einführung der L-Asparaginase in die Leukämiebehandlung wurde erstmalig ein Stoffwechselunterschied zwischen normalen Zellen und Tumorzellen für die Therapie ausgenützt. Damit waren grundlegend neue Ansatzpunkte für eine selektive Schädigung maligner Zellen gegeben.

c) Die Schwächen der Enzymbehandlung beruhen hauptsächlich darauf, daß der Organismus diese Substanz als körperfremdes Eiweiß erkennt und mit der Entwicklung einer Sensibilisierung reagieren kann. Außerdem besteht die Möglichkeit der Resistenzentwicklung.

d) Andere Enzympräparate. Mehrere Forschergruppen haben versucht, ähnliche Unterschiede zwischen entarteten Zellen und dem gesunden Gewebe aufzudecken, wie sie im Asparagin-Metabolismus gefunden wurden. Inzwischen ist es gelungen *Glutaminase-* und *Arginase*-empfindliche Tumoren zu entdecken [55].

Auch der Nachweis eines Enzyms in RNA-Tumorviren, welches als *reverse Transcriptase* bezeichnet wird, und in Leukämiezellen vorkommt [54], könnte sowohl für die Pathogenese als auch für die Therapie maligner Erkrankungen bedeutungsvoll sein.

Ein Gemisch von proteolytischen Enzymen, welche durch fraktionierte Hydrolyse aus Rinderpankreas und Kalbsthymus gewonnen wurden und außerdem Pisum sativum, Lens esculenta und Papayotin enthält, ist als WOBE-MUGOS im Handel. Die Substanz hat gewisse cytolytische, entzündungshemmende und fibrinolytische

Eigenschaften. In Dosen von 100–200 mg/die i. m. oder von 200 mg/die per os oder von 400 mg/die per Klysma oder von 200–400 mg/die intraläsional kann das Präparat bei metastasierenden Carcinomen als Monotherapie oder zur Verstärkung einer cytostatischen Behandlung verabreicht werden [Literatur bei 69].

Ein weiteres Enzympräparat, das Nucleosidase, Lipase, Alkylsulfat, Aminooxydase und andere Substanzen enthalten soll, befindet sich unter der Firmenbezeichnung *NEOBLASTIN* im Handel, wird als Adjuvans zur Tumortherapie verwendet und bewirkt manchmal eine subjektive Besserung, objektivierbare Ergebnisse wurden nicht beobachtet [69].

Auch die *fibrinolytischen Enzyme* können in der Tumortherapie eingesetzt werden. Wahrscheinlich bewirken diese Substanzen eine Verringerung der Haftfähigkeit von Tumorzellen am Endothel, und dadurch wird die Absiedelung von Metastasen erschwert.

Beobachtungen über beträchtliche Fibrinablagerungen um maligne Tumoren und die Häufigkeit des Auftretens von Thrombosen bei Carcinom-Kranken führten zu der Annahme, die Tumorzellen könnten möglicherweise durch einen Fibrinmantel gegen den Einfluß von Cytostatica teilweise geschützt sein. Diese Überlegungen führten dazu, gerinnungshemmende und fibrinolytische Mittel zur Metastasenprophylaxe einzusetzen. Erste Mitteilungen und Einzelbeobachtungen berichten über günstige Ergebnisse bei Anwendung von Plasmin und Streptokinase in Kombination mit Strahlen- und Chemotherapie. Eine signifikante Senkung der Primärrezidive bei Colon-Carcinomen unter einer solchen Behandlung scheint für die Wirksamkeit dieser Therapie zu sprechen. Eine abschließende Beurteilung ist zur Zeit noch nicht möglich.

Die Klinik der cytostatischen Behandlung

I. Synchronisation

Die Tumorzellen befinden sich ständig in verschiedenen Phasen des Teilungscyclus. Nach Verabfolgung eines Cytostaticums, das ausschließlich während der S-Phase wirksam ist, z. B. eines Antimetaboliten, bleibt die Entwicklung aller Zellen (sowohl der gesunden als auch der krankhaft veränderten) im Stadium der DNA-Synthese, während der S- und vor Beginn der G_2-Phase stecken. Nach Abklingen der Wirkung teilen sich dann alle Zellen gleichzeitig, es tritt eine Synchronisation der Zellkinetik ein. Dieser Effekt ist für die Behandlung von außerordentlicher Bedeutung, weil in einer Zellpopulation, welche sich zum Großteil im gleichen Stadium des Teilungscyclus befindet, die gezielte Anwendung eines Cytostaticums, das gerade in dieser Phase wirksam ist, bei Verabfolgung einer massiven Dosis (= Vernichtungs- = killing-Dosis) eine viel größere Zahl von Tumorzellen trifft und vernichtet, als ohne vorherige Gleichschaltung. Der klinische Effekt ist dadurch wesentlich eindrucksvoller.

Nach der Synchronisation tritt allmählich wieder eine Differenzierung ein, die Normalzellen teilen sich gewöhnlich in kürzeren Abständen als die meisten Tumorzellen [68]. Tabelle 7 gibt die Verdoppelungszeit („turn over") für die Zellen einiger Malignome an. Versuche, die Differenzen in der Teilungsgeschwindigkeit für die Therapie zu nützen, gingen von der Vorstellung aus, das unterschiedliche Tempo des Phasenablaufes führe zu einer Dissoziation der vorher synchronisierten Zellen. Die normalen Zellen wären dann z. B. bereits in der G_1-Phase, die pathologisch veränderten

Tabelle 7. Dauer des Abstandes zwischen zwei Zellteilungen bei verschiedenen Tumoren [nach 55]

Tumor	Verdoppelungszeit (Tage)
Burkitt-Lymphom	1
Chorionepitheliom	1,5
Akute lymphatische Leukämie	3–4
Coloncarcinom	80
Bronchuscarcinom	90
Mammacarcinom	100

aber noch in der späten S-Phase. Die Verabreichung eines Mittels, das in der S-Phase angreift, könnte daher zu diesem Zeitpunkt die pathologischen Zellen stärker treffen als die gesunden [68].

Die gezielte, zeitgerechte Verabfolgung von Cytostatica ist jedoch sehr schwierig und die Dissoziation nach der Synchronisation kann für die Therapie noch nicht genügend ausgeschöpft werden, weil im gleichen Tumor verschieden rasch wachsende Zellpopulationen vorkommen und weil außerdem über die Generationszeit ebensowenig bekannt ist wie über die Einschleusung von G_o-Zellen in den Cyclus (das sogenannte „recruitment"). Gerade die genaue Kenntnis dieser Mechanismen ist aber für die präzise Erstellung eines Behandlungsplanes („timing") und damit für den Erfolg der Therapie entscheidend.

Eine Ausnahme bilden lediglich die Leukämien, weil bei diesen Erkrankungen mit Hilfe des Impulscytophotometers jederzeit festgestellt werden kann, wieviel Prozent einer Zellpopulation sich gerade in der G_1-, in der S- oder in der G_2-Phase befinden. Die Methode gestattet daher die exakte Bestimmung des optimalen Zeitpunktes für die Verabfolgung der Vernichtungsdosis [68].

Eine weitere wesentliche Voraussetzung für die Planung einer sinnvollen Synchronisationstherapie ist die Kenntnis der Phasen, in welchen die einzelnen Cytostatica ihre Wirkung entfalten.

Tabelle 8 sowie die Abbildungen 25, 26, 27 und 28 geben diesbezüglich eine zusammenfassende Übersicht. Von manchen Präparaten ist der Schwerpunkt der Wirksamkeit nicht genau bekannt und wird in der Literatur unterschiedlich angegeben. Dieser Umstand

Tabelle 8. Angriffspunkte der einzelnen Cytostatica in den verschiedenen Phasen der Zellentwicklung [nach 64 und 68]

Phase	Cytostaticum	Angriffspunkt in mehreren Phasen	Angriffspunkt unabhängig vom Mitosecyclus
G_0	L-Asparaginase, Chalone	Corticosteroide	
G_1	Corticosteroide	Bleomycin	
S	Antimetaboliten, Hydroxyharnstoff	Teilwirkung:	Alkylierende
G_2	Anthracycline, Bleomycin	Anthracycline, Cyclophosphamid	Substanzen, Actinomycine, Anthracycline
M	Vincristin, Vinblastin, Colchicin (TMCA), Podophyllotoxin	Vinca-Alkaloide, Bleomycin, Colchicin (TMCA)	

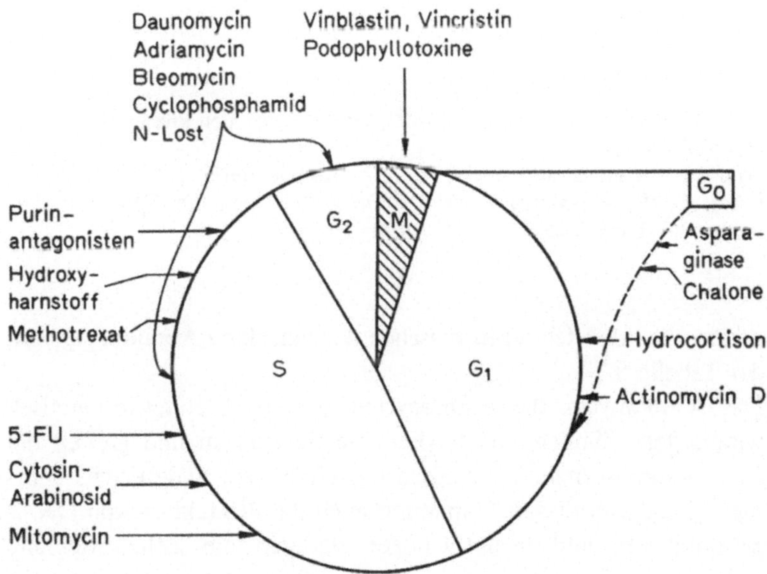

Abb. 25. Angriffspunkte der Cytostatica in einzelnen Phasen des Zellcyclus [68]

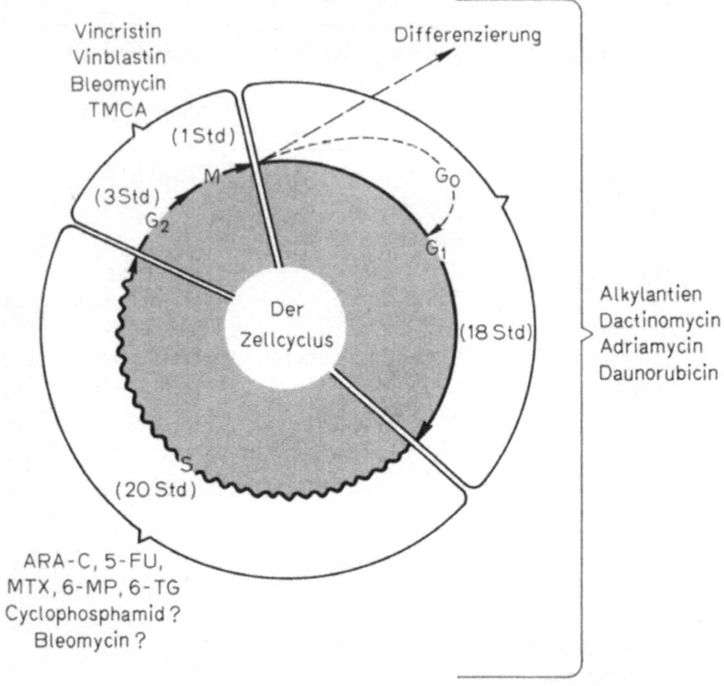

Abb. 26. Angriffspunkte der Cytostatica in den einzelnen Phasen des Zellcyclus [64].
ARA-C = Cytosin-arabinosid; MTX = Amethopterin; 5-FU = 5-Fluoruracil; 6-MP = 6-Mercaptopurin; 6-TG = 6-Thioguanin; TMCA = Trimethylcholchicinsäure

erklärt die Abweichungen zwischen den einzelnen Abbildungen und der Tabelle 8.

Das Actinomycin, die Anthracycline und das Bleomycin-Gemisch wirken teils ähnlich wie alkylierende Substanzen und greifen die Zelle während mehrerer Phasen des Cyclus an, andererseits hemmen einige von diesen Präparaten auch die Produktion von DNA-Bestandteilen und beeinträchtigen dadurch die Zellentwicklung während der S-Phase.

Die Cytostatica, welche unabhängig vom Cyclus oder während mehrerer Phasen angreifen, sind für eine Synchronisationstherapie weni

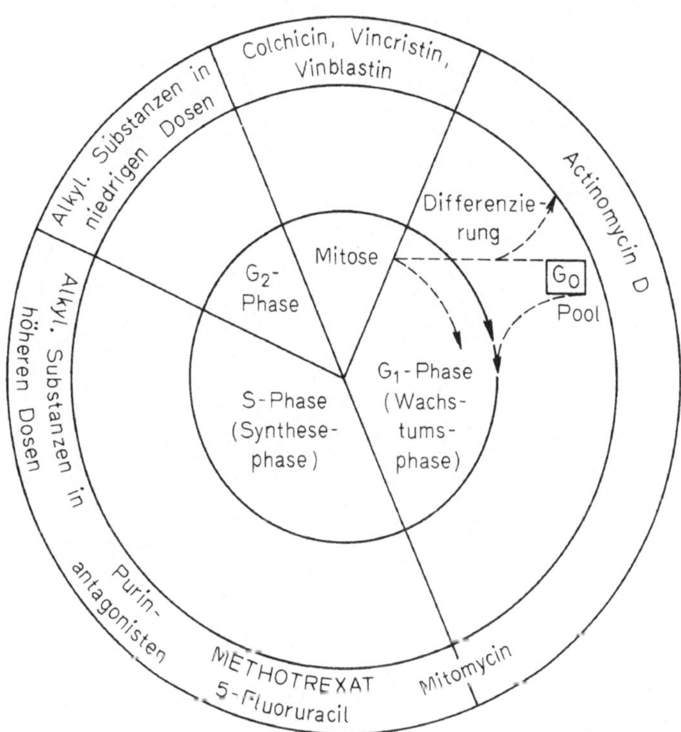

Abb. 27. Angriffspunkte der Cytostatica in den verschiedenen Phasen des Cellcyclus [48]

ger gut geeignet, sie haben jedoch ihren Platz in der Polychemotherapie.

Präparate, deren schädigende Wirkung sich während der späten S- bzw. der G_2-Phase bemerkbar macht, z. B. Daunomycin, Adriamycin, Bleomycin und in gewissem Sinne auch Cyclophosphamid, wahrscheinlich auch Stickstofflost, sind zwar „biphasisch" oder „multiphasisch"), der Effekt kommt jedoch in den einzelnen Abschnitten des Cyclus nicht mit gleicher Intensität zur Geltung.

Trifft die Wirkung zwei unmittelbar aufeinanderfolgende („benachbarte") Phasen, dann richtet sich der Angriffspunkt zwar nicht mehr selektiv auf einen Sektor der Zellentwicklung, aber doch auf ein etwas breiteres kontinuierliches Band und darum können solche Substanzen nach der Synchronisation und der entsprechenden Pause zur Vernichtung der Tumorzellen verabfolgt werden.

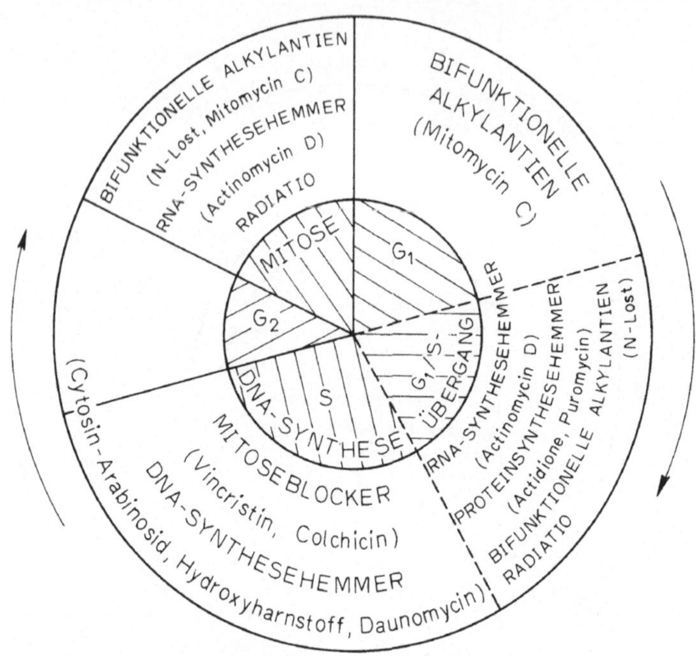

Abb. 28. Angriffspunkte der Cytostatica in den verschiedenen Phasen des Zellcyclus [20]

Die therapeutische Nutzung der Synchronisation und der anschließenden Dissoziation befindet sich bis auf einige Ausnahmen (z. B. die Leukämiebehandlung) noch im Stadium tastenden Versuchens, sie ist durch Mängel in der Kenntnis der Wirkungsmechanismen sowie der Zellkinetik begrenzt und behindert.

II. Polychemotherapie

A. Voraussetzungen für sinnvolle Kombinationen

Die gleichzeitige Anwendung mehrere Cytostatica im Rahmen eines Therapieplanes soll unter Beachtung der folgenden Gesichtspunkte geschehen [68]:

1. Jedes Präparat, das in einer Kombination verwendet wird, soll auch allein gegen die betreffende maligne Erkrankung wirksam sein.
2. Die Nebenwirkungen der im Rahmen einer Polychemotherapie

verwendeten Substanzen sollen möglichst verschieden sein, damit
zwar eine Verstärkung des cytostatischen Effektes eintritt, die toxischen Komplikationen aber geringfügig bleiben.
3. Der Angriffspunkt und der Wirkungsmechanismus der verwendeten Pharmaka soll unterschiedlich sein.
4. Der cytotoxische Effekt der einzelnen Substanzen soll nicht die
gleiche Phase des Zellcyklus treffen.

B. Auswahl der Präparate

Selektiv und spezifisch gegen bestimmte Tumorarten gerichtete Cytostatica gibt es nicht. Allerdings sind manche Präparate gegen bestimmte Malignome wirksamer als gegen andere, das Streptozotocin
schädigt z. B. in erster Linie die B-Zellen im Pankreas, das Actinomycin D ist das Mittel der Wahl zur Behandlung von Wilms-Tumoren, das Cyclophosphamid hat sich vorwiegend in der Therapie des
Burkitt-Lymphoms bewährt, der Bleomycineffekt richtet sich in erster Linie gegen verhornende Plattenepithelcarcinome und das Kaposi-Sarkom spricht besonders gut auf Vincristin an. Diese Eigenschaften sowie die allgemeinen und besonderen Indikationen wurden bereits bei der Besprechung der einzelnen Pharmaka erwähnt.
Nach Möglichkeit sollen die im Rahmen einer Polychemotherapie
gemeinsam verwendeten Substanzen einen synergischen und nicht
bloß einen additiven Effekt haben. Allerdings ist außer einigen klinischen und experimentellen Erfahrungen noch relativ wenig darüber bekannt, bei welchen Präparaten durch gemeinsame Anwendung eine Steigerung der Wirksamkeit erzielt werden kann.
Nach Eintreten einer Resistenz sollen die unwirksam gewordenen
Pharmaka durch andere ersetzt werden.

C. Beispiele für eine Polychemotherapie

Allgemein gültige einheitliche Richtlinien für eine Kombination von
Cytostatica in bestimmten Indikationen gibt es bisher nicht. Die
Wahl des Präparates und die Erstellung des Therapieplanes, die
Reihenfolge in der die einzelnen Pharmaca verabreicht werden oder
die gleichzeitige Gabe ist weitgehend von der Erfahrung oder dem
„Geschmack" [38] des behandelnden Arztes abhängig.

Die Fülle der in der Literatur mitgeteilten Kombinationen ist kaum mehr überschaubar.

Die Verbesserung der therapeutischen Erfolge mit zunehmender Erfahrung zeigt das folgende Beispiel [69]:

Die akuten Myeloblastenleukämien wurden ursprünglich vor allem mit Antimetaboliten, manchmal in Kombination mit Corticosteroiden behandelt. Diese Therapie führte bei 10–30% der Patienten zu kompletten Remissionen.

Die Viererkombination VAMP (Vincristin 2 mg/m^2 am 1. u. 8. Tag i. v., Amethopterin 20 mg/m^2 am 1., 4. und 8. Tag i. v., 6-Mercaptopurin 60 mg/m^2/ die per os vom 1–10 Tag, Prednisolon 40 mg/m^2/die per os vom 1.–10. Tag) bewirkte bereits nach Durchführung von 5 Cyclen bei 60% der Kranken Remissionen.

Die gemeinsame Verabfolgung von Daunomycin (1–2 mg/kg/Woche) und Prednisolon (2 mg/kg/die) brachte schon innerhalb von 4 Wochen bei 95% der Behandelten komplette Remissionen [69].

Umfangreiche Erfahrungen bestehen mit dem Schema von ISRAEL, welches innerhalb von einem Cyclus die Verabfolgung einer alkylierenden Substanz (Cyclophosphamid) mit Procarbazin, drei Antimetaboliten (6-Mercaptopurin, Amethopterin, 5-Fluoruracil), und einem Vinca-Alkaloid (Vincristin) vorsieht. Dieser Behandlungsplan hat sich vorwiegend in der Carcinombehandlung (Bronchialcarcinom, Mammacarcinom) gut bewährt und ist inzwischen vielfach variiert worden.

Auch mit der MOPP-Kombination konnten gute Erfolge erzielt werden.

Im folgenden sind einige bewährte Behandlungsformen angeführt:

Mechloräthamin (STICK-STOFFLOST – MUSTARGEN)	6 mg/m^2 /Woche i. v.
Vincristin (ONCOVIN)	1,4 mg/m^2 /Woche i. v.
Procarbazin (NATULAN)	100 mg/m^2 /die per os
Prednisolon oder Prednison, z. B. ULTRACORTEN, DELTA-COR-TRIL, HOSTACORTIN, PREDNISOLON, ULTRA-CORTEN [30].	40 mg/m^2 /die per os.

Ursprünglich wurde das Stickstofflost und das Vincristin am 1. und
8. Tag intravenös, das Procarbazin und das Prednisolon vom 8. bis
zum 10. Tag per os gegeben. Die Anwendung dieser Kombinations-
therapie bewirkte bei 50–81% von Patienten mit malignen Lymphomen Remissionen.

Einige Autoren variierten das Behandlungsschema [Literatur bei
31] und gaben in 14tägigen Cyclen:

Stickstofflost 6 mg/m^2 bzw. Cyclophosphamid 600 mg/m^2 und Vincristin (1,4 mg/m^2) sowie an den Tagen 1 und 8 Procarbazin 100
mg/m^2.

Außerdem erhielten die Patienten im 1. und 4. Cyclus Prednisolon
40 mg/m^2/die. Diese Cyclen wurden bis zu sechsmal wiederholt, die
Länge der Pause war abhängig vom Ausmaß der Knochenmarksdepression und der Dauer der benötigten Erholungsphase. 29 Patienten mit malignen Lymphomen (20 mit Lymphogranulomatose der
Stadien III A und B sowie IV A und B und 9 mit histologisch gesi-
chertem Reticulumzellsarkom) wurden auf diese Weise behandelt
und es konnten 6 komplette Remissionen bei Patienten mit Lymphogranulomatose und 3 komplette Remissionen bei Patienten mit
Reticulumzellsarkom erzielt werden [Literatur bei 31].

Ein anderes Schema ist der ISRAEL-Kombination ähnlich und wird
mit Erfolg zur Behandlung von Mammacarcinomen verwendet [38].

Vincristin (ONCOVIN)	0,015 mg/kg einmal/Woche i. v.
Amethopterin (METHOTRE- XAT)	15–20 mg/kg einmal/Woche i. v.
5-Fluoruracil (FLUORO-URA- CIL)	7,5 mg/kg einmal/Woche i. v.
Cyclophosphamid (CYTOXAN, ENDOXAN)	50–150 mg/die per os
Prednisolon (DELTACOR- TRIL, HOSTACORTIN, PREDNISOLON, etc.)	20–40 mg/die per os.

Für *dermatologische Indikationen* gibt es noch nicht sehr viele Vorschläge. Die Kombinationen sind meistens nicht genügend erprobt.
Einige Beispiele können als Anregung dienen.

Das BAKEMEYER-Schema (zitiert nach 14) wurde zur Behandlung fortgeschrittener Fälle von Mycosis fungoides vorgeschlagen:

Cyclophosphamid (ENDO-XAN)	15 mg einmal wöchentlich per os oder i. v.
Vinblastin (VELBE)	0,15 mg einmal wöchentlich i. v.
Procarbazin (NATULAN)	1,5 mg/kg/die 6 Tage lang per os
Prednison (ULTRACORTEN)	1,5 mg/kg/die 4 Tage lang per os.

Solche Behandlungscyclen können alle 3 Wochen einmal verabfolgt werden.

Für die *Melanombehandlung* wurden folgende Therapiepläne empfohlen:

1. 28-Tage-Cyclen mit Verabfolgung von
Vinblastin (VELBE) 5 mg i. v. am 1. u. 8. Tag
Actinomycin D (COSMEGEN, DAKTINOMYCIN) 0,5 mg/m^2 i. v. am 1. und 8. Tag
Procarbazin (NATULAN) 100 mg/m^2/die per os vom 1. bis zum 10. Tag.
5 von 13 Patienten sprachen auf diese Therapie gut an, eine 46jährige Frau befand sich nach 18 Behandlungscyclen, 19 Monate nach Beginn der Therapie immer noch am Leben [58].

2. 5-Tage-Behandlungen mit
Cyclophosphamid (ENDOXAN) 300 mg i. v. am 1. und 5. Tag
5-Fluoruracil (FLUORO-URACIL) 10 mg/kg/die i. v. vom 1. bis einschließlich 5. Tag
Amethopterin (METHOTREXAT) 0,5 mg/kg i. v. am 1. u. 4. Tag
Vincristin (VINCRISTIN, ONCOVIN) 0,025 mg/kg i. v. am 2. u. 5. Tag.
Bei 5 von 10 Patienten traten unter dieser Therapie Remissionen in der Dauer von durchschnittlich 5 Monaten auf [16].

3. Alle 4 Wochen einmal
BCNU 150 mg/m^2 i. v. als Kurzinfusion in 250 ml physiologischer Kochsalzlösung, am gleichen Tag
Vincristin (VINCRISTIN, ONCOVIN) 2 mg/m^2 i. v., dann 4 Wochen Pause.
Die Cyclen können je nach Verträglichkeit (Thrombocytopenie!) wiederholt werden [16].

Tabelle 9. Beispiele für eine Polychemotherapie von Tumoren, die auf Cytostatica gut ansprechen [Nach 4]

Carcinom Cytostatica		zu erwartende mittlere	
		remissions-rate	Remissions-dauer
Metastasierendes Chorion-carcinom der Frau	MTX, Vinblastin, Chlorambucil	70%	> 5 Jahre
Metastasierendes Mamma-carcinom	Adriamycin, Vincristin, 5-FU, MTX, Cyclophosphamid	65%	> 1 Jahr
Kleinzelliges Bronchial-carcinom	Cyclophosphamid, Vincristin, Procarbazin, MTX, Adriamycin	50%	1 Jahr
Ovarialcarcinom, Stadium III und IV	5-FU, Cyclophospha-mid, Chlorambucil, Vinblastin	50%	1 Jahr
Metastasierendes Hodencarcinom	Vinblastin, MTX, Bleomycin, Actinomycin D, Cyclophosphamid	45%	1 Jahr

MTX = Methotrexat, 5-FU = 5-Fluoruracil.

Die angeführten Beispiele geben in Ermangelung besserer Therapievorschläge nur drei von vielen Möglichkeiten an. Sie zeigen alle Mängel subjektiver Planung und kleiner, inkonklusiver Beobachtungsreihen.

Die Chemotherapie des Melanoms ist Gegenstand intensiver therapeutischer Bemühungen. Zur Zeit laufen eine Reihe von exakt geplanten Studien, an welchen sich jeweils mehrere Kliniken beteiligen. In erster Linie werden die immunstimulierende Behandlung, das DTIC allein oder bei gemeinsamer Verabfolgung mit anderen Pharmaka sowie die Kombination von verschiedenen Cytostatica mit der Strahlenbehandlung auch unter Verwendung von endolymphatisch applizierbaren radioaktiven Isotopen auf ihre Wirksamkeit geprüft. Das Sammeln und die Auswertung der Beobachtungen wird allerdings noch eine geraume Zeit beanspruchen.

Die *Chemotherapie der Hautcarcinome* ist gleichfalls im Fluß. Für diese Form der Behandlung sind hauptsächlich inoperable oder metastasierende spinocelluläre Carcinome der Haut oder der Mundhöhle sowie die maligne degenerierte orale Papillomatose geeignet. In letzter Zeit wurde das folgende Therapieschema erprobt und scheint sich gut zu bewähren:

Dreimal wöchentlich 15 mg Bleomycin i. v. und alternierend damit gleichfalls dreimal wöchentlich 300–400 mg Cyclophosphamid i. v. [18].

Weitere Indikationen und Kombinationen sind in Tabelle 9 angeführt. Sehr viele Beispiele für zahlreiche (nicht dermatologische) Indikationen finden sich bei [16, 24 und 53].

III. Dauer der Behandlung

A. Maligne Tumoren

Zum Zeitpunkt der Manifestation einer malignen Erkrankung befinden sich im Körper des Patienten etwa 10^{12} Tumorzellen. Das entspricht etwa 1 kg Tumorgewebe [68]. Eine Steigerung der Zellzahl auf mehr als 10^{13} kann der Patient nicht überleben.

Gelingt es mit Hilfe der Therapie 99,9% der malignen Zellen zu vernichten, bleibt also nur 0,1% der ursprünglichen Population erhalten, dann sind dies immer noch 10^9 Tumorzellen. Bei dieser Zahl sind allerdings klinische Symptome nicht mehr zu sehen und der Tumor ist gewöhnlich so klein geworden, daß er nicht mehr nachweisbar ist. Damit fehlen aber auch die klinischen Kriterien für die Gestaltung der weiteren Behandlung.

Bei Infektionskrankheiten könnte eine Verringerung der Krankheitserreger um 99,9% zur Heilung führen, weil die körpereigenen Abwehrkräfte selbst die große Zahl der übrig gebliebenen Organismen zu beseitigen imstande wären [25]. Bei krebskranken Patienten ist allerdings nicht bekannt, bis zu welchem Ausmaß Immunitätsreaktionen das Tumorwachstum beeinträchtigen können

(S. 11 ff.). Außerdem ist das Funktionieren dieser Mechanismen zum Zeitpunkt der Tumormanifestation meistens schon gestört und wird durch den toxischen immunosuppressiven Effekt der Cytostatica noch zusätzlich für längere Zeit ausgeschaltet. Im Anschluß an die Beendigung der cytostatischen Therapie tritt deshalb oft schon nach kurzer Zeit ein fudroyant verlaufendes Rezidiv auf (Rebound-Effekt).

Die Frage, wie lange nach dem Erreichen des kritischen Punktes der Chemotherapie von malignen Tumoren (Eintritt der Remission durch Verringerung der Tumorzellen auf 10^9) die Verabfolgung der cytostatischen Substanzen fortgesetzt werden soll, läßt sich nicht einheitlich beantworten. Bei akuten lymphatischen Leukämien wird im allgemeinen ein Zeitraum von zwei Jahren empfohlen [38] bzw. von 1–2 Jahren [68], einem anderen Schema zufolge genügen etwa 150 Tage [68].

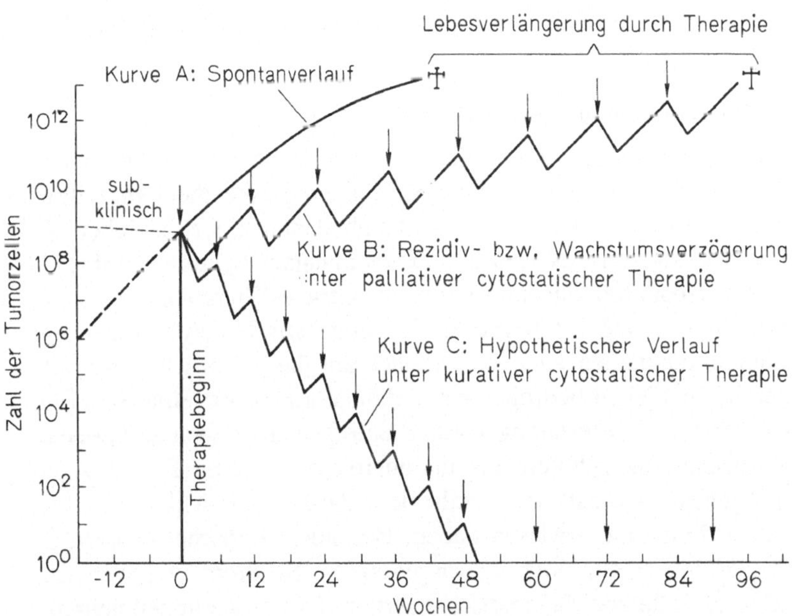

Abb. 29. Schematische Darstellung des Wachstums eines malignen Tumors [16]. A. Ohne Behandlung; B. Unter wirksamer, aber nicht kurativer cytostatischer Behandlung; C. Unter kurativer cytostatischer Behandlung. Die Pfeile geben die Verabfolgung der Cytostatica (Therapiecyclen) an

Nur selten gibt es einen verläßlichen Parameter. Ein Beispiel ist das Chorionepitheliom der Frau. Diese Geschwulst produziert ein Hormon, das Gonadotropin (HCG = Human Chorionic Gonadotropin), welches im Harn quantitativ nachgewiesen werden kann. Die Tumortherapie muß so lange fortgesetzt werden bis die letzten Spuren von Gonadotropin aus dem Harn verschwunden sind. Bei Leukämien wird die Behandlung bis zum Schwinden der Tumorzellen durchgeführt.

In allen Fällen ist auch nach dem Verschwinden des Hormons bzw. der Tumorzellen die Therapie noch für einige Zeit notwendig, weil Spuren von zurückgebliebenen malignen Gewebe unter Umständen Rezidive verursachen können.

Die Forschung ist bestrebt, die wenigen verläßlichen Indikatoren für die Dauer der Therapie auszuweiten und nicht nur Tumorzellen oder Stoffwechselprodukte der malignen Geschwülste nachzuweisen, sondern auch Tumorantigene zu finden, deren Vorhandensein die Diagnose bestätigen und deren Schwinden den Erfolg der Therapie beweisen könnte.

B. Die immunosuppressive Therapie

versucht mit möglichst geringen, gerade noch wirksamen Dosen das Auslangen zu finden. Allerdings ist aber gerade die Langzeitbehandlung mit kleinen Dosen nicht unbedenklich, weil sie eher zur Entwicklung von Resistenzen und von malignen Spätfolgen führt als eine kurzdauernde, hochdosierte cytostatische Therapie.

Die Anwendung cytotoxischer Präparate zur Unterdrückung von Immunkrankheiten kann im Hinblick auf die gefährlichen Spätfolgen nur bei lebensbedrohenden Verlaufsformen vertretbar sein [38, 44]. Mit der Verordnung solcher Substanzen ist solange äußerste Zurückhaltung geboten, bis umfangreiche klinische Erprobungen das genaue Ausmaß der Gefahr oder die Unschädlichkeit der einzelnen Präparate erwiesen haben. Besonders kritische Autoren [z. B. 38] lassen nur noch das nephrotische Syndrom und vielleicht schwere Fälle von rheumatischer Arthritis als Indikationen gelten.

Aus dermatologischer Sicht ist allerdings eine immunosuppressive Behandlung der lebensgefährlichen Autoimmunkrankheiten bzw. der Kollagenosen sicherlich gerechtfertigt und vertretbar (s. S. 80, 81).

C. Entzündliche Erkrankungen

vor allem die Psoriasis sollen wegen der auf S. 21, 73 u. 80 angeführten Gefahr maligner Spätfolgen nur ausnahmsweise und für
kurze Zeit mit cytotoxischen Substanzen behandelt werden. Die genaue Abgrenzung der Indikation ist bei Besprechung der Folsäure-
Antagonisten angeführt. Im allgemeinen sollte versucht werden, mit
anderen Pharmaka, z. B. der lokalen Anwendung von Corticosteroiden, von Cignolin-, Pyrogallus- und teerhältigen Salben oder der
Bestrahlung (Grenzstrahlen) das Auslangen finden. Die derzeit
noch notwendigen Vorbehalte für die Anwendung der Photochemotherapie wurden in einem eigenen Abschnitt erwähnt.

IV. Tumorresistenz

Fast alle Cytostatica verlieren bei längerer Anwendung, besonders
bei niedriger Dosierung, ihre Wirksamkeit. Dafür können verschiedene Mechanismen maßgeblich sein:

A. Eine *Kreuzresistenz*
liegt vor, wenn mit dem Eintritt der Resistenz gegen ein Cytostaticum ein zweites oder mehrere Präparate gleichfalls unwirksam
werden.

B. Eine *primäre Resistenz*
besteht in Fällen, wo die Behandlung mit einem unwirksamen
Mittel versucht wird.

C. Eine *sekundäre Resistenz*
kann sich im Verlaufe der Behandlung durch verschiedene Vorgänge und Einflüsse entwickeln.

   1. Eine biochemische Resistenz tritt ein, wenn sich die Tumorzellen der neuen Situation, die durch das Cytostaticum verursacht wurde, anpassen, z. B. durch Änderung des Stoffwechsels,
   der Biosynthese u. a.
   Mögliche Mechanismen für eine solche Entwicklung können
   sein:

   a) *Änderungen der Membranpermaebilität*
   b) *Inaktivierung des Pharmakons* durch enzymatische Einflüsse
      (z. B. 6-Mercaptopurin, 5-Fluoruracil).

c) Eine *Reaktion mit biologisch unbedeutenden, evt. im Über-schuß vorhandenen Molekülen*
kann die Wirkung eines Cytostaticums vor Erreichen des Zielmoleküls (target molecule) abschwächen oder aufheben.

d) *Ersatz und Umgehungsmechanismen in der Biosynthese.*
Manche Cytostatica, vor allem die Antimetaboliten, wirken durch Hemmung von Enzymen, welche für den Aufbau und die Vermehrung der Tumorzellen benötigt werden. Bei längerem Ausfall der betreffenden Enzyme können die Zellen unter Umständen ihr Wachstum mit Hilfe von Ersatz- oder Umgehungsmechanismen fortsetzen.

e) *Repair.*
Schäden am Molekül können durch sogenannte „Repair"-Vorgänge enzymatisch erkannt, entfernt und ausgebessert werden (S. 8).

2. Selektion. Durch Beseitigung der gegen das betreffende Pharmakon empfindlichen Zellen eines Tumors können weniger sensible erhalten bleiben und sich vermehren. Schließlich bleibt dann nur noch eine resistente Population erhalten.

3. Auch Tumor„escape"-Mechanismen können während der cytostatischen Therapie das Wachstum des Malignoms begünstigen (S. 14).
Eine Resistenzentwicklung kann auch durch eine Reihe von anderen Ursachen hervorgerufen werden, welche zum Teil noch unbekannt sind. Hier wurden nur die häufigsten und wichtigsten erwähnt.

V. Prognose

Die Erfolgsaussichten der cytostatischen Behandlung sind von der Art der Geschwulst und deren Empfindlichkeit gegen Chemotherapeutica abhängig. Allerdings gibt es hier, wie erwähnt, noch keine einheitlichen Richtlinien.
SALMON und APPLE (1975) unterscheiden drei Indikationsgruppen:

1. Geringe Therapieerfolge sind zu erwarten bei:

Magencarcinom

Coloncarcinom

Rectumcarcinom

Pankreascarcinom

Bronchialcarcinom

Hypernephrom.

Eine Chemotherapie ist bei diesen Erkrankungen nur in Ausnahmefällen erfolgreich und sollte deshalb nur nach gründlicher Überlegung in Erwägung gezogen werden.

2. Deutliche Remissionen

auch von längerer Dauer können erzielt werden bei:

Mammacarcinom

Prostatacarcinom

Corpus(uteri)-carcinom

Akute Myeloblastenleukämie

Lymphosarkom

Reticulosarkom

Plasmocytom

Mycosis fungoides

Kaposi-Sarkom

Florider oraler Papillomatose

Multiplen spinocellulären Carcinomen und

Keratoakanthomen der Haut.

Patienten mit diesen Erkrankungen kann eine Chemotherapie oder eine Hormonbehandlung empfohlen werden.

3. Anhaltende Therapieerfolge

bis zu vielen Jahren wurden erreicht bei:

Lymphogranulomatose

Chorionepitheliom

Chronische Lymphadenose

Chronische myeloische Leukämie

Akute Lymphoblastenleukämie

Ovarialcarcinom

Hodentumoren

Wilms-Tumoren.

Die dritte Gruppe von Erkrankungen gehört einwandfrei zum Indikationsgebiet der cytostatischen Behandlung. Besonders eindrucksvoll sind die Erfolge, welche auf dem Gebiet der Therapie von Hämoblastosen erzielt werden konnten [6, 68].

VI. Dermatologische Indikationen

Die Tabelle 10 gibt eine Übersicht der Anwendungsmöglichkeiten für eine cytostatische Therapie mit besonderer Berücksichtigung dermatologischer Erkrankungen.
Einleitend wurde bereits erwähnt, daß eine Abgrenzung zwischen dermatologischen und nicht-dermatologischen Indikationen schwierig ist, weil sich an der Haut oft Symptome einer Allgemeinerkrankung bemerkbar machen.
Die Übersicht soll auch keineswegs Anspruch darauf erheben, vollständig zu sein, und der Dermatologe ist auch sicherlich nicht für die Behandlung sämtlicher Krankheiten zuständig, die in Tabelle 10 angeführt sind. Wie in allen Disziplinen der Medizin soll eine schwierige und eingreifende cytostatische Therapie nach Möglichkeit in einem Konsilium mit einem Internisten, einem Chemotherapeuten, evtl. einem Radiologen und sonstigen zuständigen Experten festgelegt werden. Der Dermatologe soll aber auch außerhalb seines Fachgebietes die wichtigsten Indikationen und Möglichkeiten der antineoplastischen und immunosuppressiven Chemotherapie überblikken können. Nur diesem Ziel dienen die Angaben in Tabelle 10.

Tabelle 10. Dermatologische Indikationen für eine cytostatische Behandlung

Erkrankung	Präparat	Seite
Abt-Letterer-Siwe-Erkrankung	Cyclophosphamid	44
	Vinca-Alkaloide	104
Actinische Keratosen	5-Fluoruracil-Salbe	85
Basaliome	5-Fluoruracil-Salbe	85
	Bleomycin	114, 115
Behcet-Aphthosis	Clorambucil	42

Tabelle 10. (Fortsetzung)

Erkrankung	Präparat	Seite
Besnier-Boeck-Schaumann-	Chlorambucil	42
Erkrankung	Amethopterin	73
Bullöses Pemphigoid	Cyclophosphamid	44
	Amethopterin	67
	Azathioprin	76
Burkitt-Lymphom	N-Oxyd-Lost	40
Carcinome	Amethopterin	62, 63, 74
	Procarbacin	124
– Gallenbalse	Bleomycin	114
	Adriamycin	118
– Harnblase	5-Fluoruracil	85
	Bleomycin	114
	Adriamycin	118
– Haut	Bleomycin	114
	5-Fluorouracil (lokal)	85
	Polychemotherapie	142
– Hoden	SP-I	100
	SP-G	100
	Actinomycin D	115
	Mithramycin	120
	Polychemotherapie	Tabelle 9
– Lunge (Bronchialcarcinome)	N-Oxyd-Lost	40
	Methyl-CCNU	52
	SP-I	100
	Adriamycin	118
	Polychemotherapie	138, Tabelle 9
– Mamma	Cyclophosphamid	44
	Triaziquon	48
	Methyl-CCNU	52
	5-Fluoruracil	85
	SP-I	100
	SP-G	100
	Vinblastin	103
	Adriamycin	118
	Polychemotherapie	138, Tabelle 9
– Magen-Darm-Trakt	5-Fluoruracil	85
	Mitomycin C	105
	Sarkomycin	108
	Polychemotherapie	Literatur s. S. 142

Erkrankung	Präparat	Seite
– metastasierende Carcinome	Cyclophosphamid	44
	Amethopterin	63, 74
	SP-I	100
	Bleomycin	114
	WOBE MUGOS	129
	Haut: Polychemotherapie	142
– Ovar	Melphalan	42
	5-Fluoruracil	85
	SP-I	100
	SP-G	100
	Polychemotherapie	Tabelle 9
– Parotis	Cyclocylidin	89
– Peritonealcarcinose	Thio-TEPA	47
	Triaziquon	48
– Pleuracarcinose	Thio-TEPA	47
	Triaziquon	48
– Schleimhäute	Bleomycin	114
	Polychemotherapie	142
– Stachelzellcarcinome (Haut)	Bleomycin	114, 115
	Polychemotherapie	142
– Prostata	Cyclophosphamid	44
– Uterus	Cytemba	127
Chorionepitheliom	6-Mercaptopurin	78
	DON	91
	Vinblastin	103
	Actinomycin D	112
	Polychemotherapie	Tabelle 9
Condylomata acuminata	Podophyllotoxin (lokal)	100
Dermatitis herpetiformis Duhring	Photochemotherapie	93
Dermatofibrosarcoma protuberans	Amethopterin	74
Dermatomyositis	Cyclophosphamid	44
	Amethopterin	73
	Azathioprin	79
Erythematodes	Chlorambucil	42
	Cyclophosphamid	44
	Amethopterin	73
	Azathioprin	79
Erythroplasie Queyrat	5-Fluoruracil-Salbe	85
Ewing-Sarkome	Actinomycin D	112
Gicht	Allopurinol	82
	Colchicin	98
Granuloma eosinophilicum	Vinca-Alkaloide	104

Tabelle 10. (Fortsetzung)

Erkrankung	Präparat	Seite
Granuloma gangraenescens	Amethopterin	73
Hämangiopericytom	Vinca-Alkaloide	104
Hand-Schüller-Christian-Erkrankung	Vinca-Alkaloide	104
Herpes corneae	5-Jod-2-desoxyuridin, lokal	87
Herpes simplex	5-Jod-2-desoxyuridin, lokal	86
Herpes-Encephalitis	5-Jod-2-desoxyuridin	87
Hirntumoren	Ethoglycid	49
	BCNU	51
Histiocytosis X (siehe auch Abt-Letterer-Siwe-Krankheit, Hand-Schüller-Christian-Krankheit, Granuloma esinophilicum)	Cyclophosphamid	44
	Vinca-Alkaloide	104
Hodgkinsche Krankheit (siehe auch Lymphogranulomatosis maligna)	N-Lost	40
	Chlorambucil	42
	Cyclophosphamid	44
	Tetramin	46
	Tetramesylmannit	50
	BCNU	51
	Methyl-CCNU	52
	Cytosin-arabinosid	89
	L-Azaserin	91
	SP-I	100
	SP-G	100
	Vinblastin	103
	Vincristin	103
	Actinomycin C	112
	Bleomycin	114
	Adriamycin	118
	Procarbazin	124
	Polychemotherapie	139
Hypercalcämien bei Knochenmetastasen	Mithramycin	120
Hypernephrom	BCNU	51
Inselzelltumoren des Pankreas	Streptozotocin	110
Kaposi-Sarkom	Vinca-Alkaloide	104
	Actinomycin D	112
	Bleomycin	114
Keratoacanthome	Amethopterin	74

Tabelle 10. (Fortsetzung)

Erkrankung	Präparat	Seite
	5-Fluoruracil-Salbe	85
	Bleomycin	114
Knochenmetastasen	Amethopterin	63
	SP-G	100
	Mithramycin	120
	Cytemba	127
Leukämien	N-Lost	40
	N-Oxyd-Lost	40
	Chlorambucil	42
	CYTOSAN	43
	Cyclophosphamid	44
	Tetramin	46
	Busulfan	48
	Dibrommannit	50
	CCNU	52
	Amethopterin	62
	Pyrimethamin	76
	6-Mercaptopurin	78
	6-Thioguanin	82
	8-Azaguanin	82
	Cytosin-arabinosid	89
	Cyclocytidin	89
	5-Azacytidin	90
	Methyl-GAG	90
	L-Azaserin	91
	Colcemid	98
	TMCA	99
	VM 26	101
	VP 16 213	101
	Vincristin	103
	Mitomycin C	109
	Daunomycin	117
	Adriamycin	118
	Hydroxyharnstoff	122
	L-Asparaginase	128
	Polychemotherapie	138
Lymphoblastom großfollikuläres (Brill-Symmers-Krankheit)	N-Lost	40
	Vincristin	103
Lymphogranuloma malignum (Paltauf-Sternberg)	N-Oxyd-Lost	40
	Chlorambucil	42
	Cyclophosphamid	44

Tabelle 10. (Fortsetzung)

Erkrankung	Präparat	Seite
	Tetramin	46
	Tetramesylmannit	50
	BCNU	51
	Methyl-CCNU	52
	Cytosin-arabinosid	89
	L-Azaserin	91
	SP-I	100
	SP-G	100
	Vinblastin	103
	Vincristin	103
	Actinomycin C	112
	Bleomycin	114
	Adriamycin	118
	Procarbazin	124
	Polychemotherapie	139
Lymphosarkome	N-Oxyd-Lost	40
	Tetramin	46
	Tetramesylmannit	50
	BCNU	51
	Cyclocytidin	89
	Vinblastin	103
	Vincristin	103
	Bleomycin	114
	Adriamycin	118
	Procarbazin	124
	L-Asparaginase	128
	Polychemotherapie	139
Melanome	Melphalan	42
	BCNU	51
	Methyl-CCNU	52
	Cyclocytidin	89
	TMCA	99
	Hydroxyharnstoff	122
	Dacarbacine	126
	Polychemotherapie	140
Morbus		
– Behcet	Chlorambucil	42
– Besnier-Boeck-Schaumann	Chlorambucil	42
	Amethopterin	73
– Brill-Symmers	N-Oxyd-Lost	40
	Tetramin	44
	Vincristin	103

Tabelle 10. (Fortsetzung)

Erkrankung	Präparat	Seite
– Bowen	5-Fluoruracil-Salbe	85
– Burkitt	N-Oxyd-Lost	40
– Hand-Schüller-Christian	Vinca-Alkaloide	104
– Hodgkin (= Lymphogranu-	N-Lost	40
lomatosis maligna = Morbus	Chlorambucil	42
Paltauf-Sternberg)	Cyclophosphamid	44
	Tetramin	46
	Tetramesylmannit	50
	BCNU	51
	Methyl-CCNU	52
	Cytosin-arabinosid	89
	L-Azaserin	91
	SP-I	100
	SP-G	100
	Vinblastin	103
	Vincristin	103
	Actinomycin C	112
	Bleomycin	114
	Adriamycin	118
	Procarbazin	124
	Polychemotherapie	139
– Kaposi	Vinca-Alkaloide	104
	Actinomycin D	112
	Bleomycin	114
– Paltauf-Sternberg	N-Lost	40
	Chlorambucil	42
	Cyclophosphamid	44
	Tetramin	46
	Tetramesylmannit	50
	BCNU	51
	Methyl-CCNU	52
	Cytosin-arabinosid	89
	L-Azaserin	91
	SP-I	100
	SP-G	100
	Vinblastin	103
	Vincristin	103
	Actinomycin C	112
	Bleomycin	114
	Adriamycin	118
	Procarbazin	124
	Polychemotherapie	139

Tabelle 10. (Fortsetzung)

Erkrankung	Präparat	Seite
– Reiter	Amethopterin	73
– Wegener (Granulomatose)	Chlorambucil	42
	Cyclophosphamid	44
	Amethopterin	73
	Azathioprin	80
– Wilms (embryonales	Vinca-Alkaloide	103
Adenosarkom)	Actinomycin D	112
	Polychemotherapie	Literatur s. S. 142
Mycosis fungoides	Chlorambucil	42
	Cyclophosphamid	44
	Amethopterin	74
	6-Thioguanin	82
	Triacetyl-6-Azauridin	83
	Photochemotherapie	93
	Vinca-Alkaloide	104
	Streptonigrin	109
	Bleomycin	114
	Procarbacin	129
	Polychemotherapie	139
Multiple Myelome (Plasmocytom)	Melphalan	42
	CYTOSAN	43
	Cyclophosphamid	44
	BCNU	51
	Mitomycin C	109
Neuroblastome	Vincristin	103
Neurodermitis	Azathioprin	80
Nebennierenrindentumoren	o,p′-DDD	125
Ostititis deformans (Morb. Paget)	Mithramycin	120
Pankreas, maligne B-Zellentumoren	Streptozotocin	110
Papillomatose, floride orale	Amethopterin	74
	Bleomycin	114
	Polychemotherapie	142
Pemphigus vulgaris	Cyclophosphamid	44
	Amethopterin	67
	Azathioprin	79
Pemphigoid, bullöses	Cyclophosphamid	44
	Amethopterin	67
	Azathioprin	76
Periarteriitis nodosa	Azathioprin	80
Pityriasis lichenoides chronica	Amethopterin	73
Pityriasis rubra pilaris	Azathioprin	80

Tabelle 10. (Fortsetzung)

Erkrankung	Präparat	Seite
Plasmocytom	Melphalan	42
	CYTOSAN	43
	Cyclophosphamid	44
	BCNU	51
	Mitomycin C	109
Polycythämie	Busulfan	48
	Dibrommannit	50
	Pipobroman	53
	Polychemotherapie	Literatur s. S. 142
Psoriasis *systemisch*	Amethopterin	73
(Cytostatica nur bei besonderen	Azathioprin	80
Indikationen)	Triacetyl-6-Azauridin	83
	Photochemotherapie	91
lokal	Stickstofflost	40
	5-Fluoruracil	85
Pyoderma gangraenosum	Cyclophosphamid	44
	Amethopterin	73
	Azathioprin	80
Reitersche Erkrankung	Amethopterin	73
Retikulosen	N-Lost	40
	Cyclophosphamid	44
	Tetramin	46
	Amethopterin	74
	Cyclocytidin	89
	SP-I	100
	Procarbazin	124
	Polychemotherapie	139
Rhabdomyosarkome	Vincristin	103
	Daunomycin	118
Sarkoidose (siehe Besnier-Boeck-	Chlorambucil	42
Schaumann)	Amethopterin	73
Sarcoma idiopathicum	Vinca-Alkaloide	104
multiplex haemorrhagicum	Actinomycin D	114
Kaposi	Bleomycin	114
Sarkome	Cyclophosphamid	44
	Amethopterin	74
	5-Fluoruracil	85
	SP-I	100
	SP-G	100
	Vinca-Alkaloide	103
	Actinomycin D	104

Tabelle 10. (Fortsetzung)

Erkrankung	Präparat	Seite
	Adriamycin	118
	Dacarbacine	126
	Polychemotherapie	139
Seminom	Chlorambucil	42
	Melphalan	42
Sklerodermie (diffuse, progrediente) (nur in besonderen Fällen)	Chlorambucil	42
Sezary-Syndrom	Chlorambucil	42
Teratome (embryonale)	Mithramycin	120
Urticaria pigmentosa (nur in besonderen Fällen)	Chlorambucil	42
Vasculitis allergica Ruiter	Amethopterin	73
Warzen	lokal: Podophyllotoxin	100
Wegener-Granulomatose	Chlorambucil	42
	Cyclophosphamid	44
	Amethopterin	73
	Azathioprin	80
Wilms-Tumor (embryonales Adenosarkom)	Vinca-Alkaloide	103
	Actinomycin D	112
	Polychemotherapie	Literatur s. S. 142

Eine cytostatische Behandlung ist meistens nicht ungefährlich und soll deshalb nach Möglichkeit in Kliniken begonnen oder durchgeführt werden oder in der Praxis Ärzten vorbehalten bleiben, welche über entsprechende Erfahrungen verfügen. Vor allem sind genaue Kenntnisse über Nebenwirkungen, über akute und chronische toxische Komplikationen sowie über Gefahren durch Spätfolgen wesentliche Voraussetzungen für die Übernahme der Verantwortung, welche mit der Verordnung von cytostatischen Substanzen verbunden ist.

Bei Berücksichtigung der notwendigen Vorsichtsmaßnahmen sind die Cytostatica in ihren Indikationen jedoch wesentliche und wirksame Bestandteile der dermatologischen Therapie.

Literaturverzeichnis

1. AHLMEN, J., GELIN, L. E., MAGNUSSON, S.: Graviditet efter njurtransplantation. Lakartidningen **71**, 2549–2552 (1974).
2. BAKER, H.: Systemic Therapy. In: ROOK, A., WILKINSON, D. S., EBLING, F. J. G.: Textbook of Dermatology, Second Edition, Voll. II, p. 2028–2062. Oxford, London, Edinburgh, Melbourne: Blackwell 1972.
3. BALDA, B. R.: Grundsätzliches zur innerlichen Behandlung der Autoimmunkrankheiten. In: Fortschritte der praktischen Dermatologie und Venerologie, 8. Band, S. 219–228. Berlin-Heidelberg-New York: Springer 1976.
4. BAUMGARTNER, G.: Zytostatikabehandlung inoperabler Karzinome. Wien. med. Wschr. **126**, 59–61 (1976).
5. BECKER, R. S., WENTWORTH, W. E.: Allgemeine Chemie, Band III: Übergangsmetalle, Kern-, Bio-, Photochemie. Stuttgart: Thieme 1976.
6. BÖHNEL, J.: Zytostatische Therapie von Hämoblastosen. Wien. med. Wschr. **126**, 54–58 (1976).
7. BRAUN, W.: Wirkungsweise von Zytostatika. Z. Haut- u. Geschl.-Kr. **48**, 925–928 (1973).
8. BRAUN, W., DÖNHART, A.: Vergiftungsregister. Stuttgart: Thieme 1970.
9. BRAUN-FALCO, O.: Neuere Entwicklungen in der Dermatologie. In: Fortschritte der praktischen Dermatologie und Venerologie, 8. Band, S. 417–456. Berlin-Heidelberg-New York: Springer 1976.
10. BRAUN-FALCO, O., BURG, G.: Zytostatika und Immunosuppressiva in der Dermatologie. Hautarzt **21**, 391–397 (1970).
11. BROWN, T. H.: Drug Index. In: MADDIN, St.: Current dermatologic management, p. 267–314. St. Louis: MOSBY 1970.
12. BUDDECKE, E.: Grundriß der Biochemie. Berlin, New York: De Gruyter 1974.
13. BURG, G., BRAUN-FALCO, O.: T- u. B-Lymphozyten in Hautveränderungen kutaner Lymphome. Dtsch. med. Wschr. **100**, 2562–2564 (1975).
14. DANTZIG, P. I.: Immunosuppressive and cytotoxic Drugs in Dermatology. Arch. Derm. **110**, 393–406 (1974).
15. DEMLING, L., NASEMANN, TH., RÖSCH, W.: Erfahrungstherapie späte Rechtfertigung. Karlsruhe: BRAUN 1975.

16. DOLD, U. W., SACK, H.: Praktische Tumortherapie. Stuttgart: Thieme 1976.
17. EBLING, F. J., ROOK, A.: Disorders of Keratinization. In: ROOK, A., WILKINSON, D. S., EBLING, F. J. G.: Textbook of Dermatology, Second Edition, Vol. 2, p. 1137–1191. Oxford, London, Edinburgh, Melbourne: 1972.
18. EBNER, H.: Zytostatische Therapie. In: Fortschritte der praktischen Dermatologie und Venerologie, 8. Band, S. 85–90. Berlin-Heidelberg, New York: Springer 1976.
19. EBNER, H., MIESCHER, P.: Lokalbehandlung des Keratoakanthoms mit 5-Fluoruracil. Hautarzt **26**, 585–588 (1975).
20. EHRHART, H.: Internistische Tumortherapie. München: LEHMANN 1975.
21. EVANS, T. J., McCOLLUM, J. P. K., VALDIMARSSON, H.: Congenital cytomegalovirus infection after maternal renal transplantation. Lancet **1975 I**, 1359–1360.
22. FROMER, J. L.: Lymphoma cutis, Multiple Myeloma, Leukemia cutis and Mycosis fungoides, In: MOSCHELLA, S. L., PILLSBURY, D. M., HURLEY, H. J.: DERMATOLOGY, Vol. II, p. 1407–1440. Philadelphia, Toronto: Saunders 1975.
23. GANONG, H.: Medizinische Physiologie. Berlin-Heidelberg-New York: Springer 1971.
24. GHIONE, M., FETZER, J., MAIER, H.: Ergebnisse der Adriamycin-Therapie. Berlin-Heidelberg-New York: Springer 1975.
25. GOLDSTEIN, A., ARONOW, L. A., KALMAN, S. M.: Principles of Drug-Action. New York, Evanston and London: HARPER and Row 1969.
26. GROSS, R.: Entwicklungen und Probleme der cystostatischen Chemotherapie. Internist (Berl.) **1**, 109–115 (1971).
27. GRUNDMANN, E.: Allgemeine Zytologie, Stuttgart: Thieme 1964.
28. GRUNDMANN, E.: Kanzerogenese aus molekularer Sicht. Mkurse ärztl. Fortbild. **2**, 132–135 (1969).
29. HERRMANN, F., IPPEN, H., SCHAEFER, H., STÜTTGEN, G.: Biochemie der Haut. Stuttgart: Thieme 1973.
30. HERZBERG, J. J.: Immunsuppression und Psoriasisbehandlung mit Zytostatika. Z. Haut- u. Geschl.-Kr. **48**, 1024–1032.
31. JÄNNER, M.: Zytostatische Behandlung cutaner Neoplasien. Z. Haut- u. Geschl.-Kr. **48**, 928–937, 1973.
32. KLEIN, H. O., LENNARTZ, K. J.: Proliferationskinetik von Tumorzellen. Med. Welt (Stuttg.) **21**, 1853–1855 (1970).
33. KLEIN, H. O., LENNARTZ, K. J., HABICHT, W., EDER, M., GROSS, R.: Synchronisation von Ehrlich-Ascites-Tumorzellen und ihre Bedeutung bei der Anwendung eines alkylierenden Cytostaticum. Klin. Wschr. **48**, 1001–1005 (1970).
34. KRIPKE, M. L., BORSOS, T.: Immunosuppression and carcinogeneses. A review. Israel J. med. Sci. **10**, 888–903 (1974).
35. KUSCHINSKY, G.: Taschenbuch der modernen Arzneibehandlung. Stuttgart: Thieme 1973.

36. LANG, E.: Antibiotica-Therapie. München-Gräfeling: Werk-Verlag Dr. Edmund Banaschewski 1975.

37. LINGHARDH, G., ANDERSSON, L., OSTERMAN, B.: Fertility in men after renal transplantation. Acta chir. scand. **140**, 494–497 (1974).

38. LOWRY, S.: Fundamentals of Radiation Therapy. London: The English Universities Press 1974.

39. LUGER, A.: Interne Psoriasistherapie. Arch. klin. exp. Derm. **227**, 255–258 (1966).

40. LUGER, A.: 5-Fluorouracil in der Lokalbehandlung der Psoriasis. Z. Haut- und Geschl.-Kr. **44**, 361–370, 1969.

41. LUGER, A.: Die Behandlung der Psoriasis. Z. Haut- Geschl.- Kr. **45**, 5–15 (1970).

42. LUGER, A.: Leberschäden bei Methotrexate-Behandlung der Psoriasis. schrifttum und praxis **1**, 36–37 (1970); **3**, 108–109 (1972).

43. LUGER, A.: Karzinom-Risikofaktoren in der Dermatologie – Aktinische Karzinogenese. Öst. Z. Erforsch. Bekämpf. Krebskr. **26**, 405–417 (1971).

44. LUGER, A.: Hautsymptome bei lebensbedrohenden Krankheiten. Öst. Arzteztg **29**, 326–348 (1974).

45. LUGER, A.: Strahlentherapie der Hautkrankheiten. schrifttum und praxis **5**, 143–155, 195–211 (1974).

46. LUTZ, D., STACHER, A.: Immunosuppressive Chemotherapie. In: KUEMMERLE, H. P., GARRETT, E. R., SPITZY, K. H.: Klinische Pharmakologie und Pharamkotherapie, 3. Aufl., p. 1098–1112. München, Berlin, Wien: Urban & Schwarzenberg 1976.

47. MACHER, E.: Immuntherapie bei malignen Tumoren. In: Fortschritte der praktischen Dermatologie und Venerologie, 8. Band, S. 211–217 Berlin-Heidelberg-New York: Springer 1976.

48. METHOTREXAT: Folsäureantagonist. Zytostatikum aus der Reihe der Antimetaboliten mit Antidot Leukovorin. Lederle-Cyanamid, Ausgabe März 1975.

49. MEYER-ROHN, J.: Cytostatica. In.: JADASSOHN, J.: Handbuch der Haut- und Geschlechtskrankheiten, Band VI/1, Teil B, S. 1318–1372. Berlin-Göttingen-Heidelberg: Springer 1962.

50. MEYERS, F. H., JAWETZ, E., GOLDFIEN, A.: Lehrbuch der Pharmakologie. Berlin-Heidelberg-New York: Springer 1975.

51. MIER, P. D., COTTON, D. W. K.: The Molecular Biology of the Skin. Oxford, London, Edinburgh, Melbourne: blackwell 1976.

52. MIESCHER, P.: Behandlung der Kollagenosen. Hautarzt **26**, 610 (1975).

53. MITTERMAYER, CH.: In: SCHMIDT, C. G., WETTER, O.: Fortschritte der Krebsforschung. Stuttgart, New York: Schattauer 1969.

54. MOSER, K.: Erfolge der Phytotherapie in der Hämatologie und Onkologie. In: DEMLING, L., NASEMANN, TH., RÖSCH, W.: Erfahrungstherapie – späte Rechtfertigung, 29–34. Karlsruhe: Braun 1975.

55. NEUMANN, H. G.: Entstehung und Behandlung von Tumoren. In: FORTH, W. HENSCHLER, D., RUMMEL, W.: Allgemeine und spezielle Pharmacolo

gie und Toxicologie, S. 519–524. Mannheim, Wien, Zürich: Bibliographisches Institut 1975.

56. Ott, F., Grob, P.: Prinzipien der Immunosuppression. Hautarzt **26**, 610 (1975).

57. Ott, G., Kuttig, H. Drings, P.: Standardisierte Krebsbehandlung. Berlin-Heidelberg-New York: Springer 1974.

58. Perlin, E., Engeler, J., Reid, J. W., Lokey, J. L., Kostinas, J.: Treatment of Malignant Melanomes with Vinkristine, Procabazine and Actinomycin D. Cancer Chemother. Rep. **59**, 767–768 (1975).

59. Pillat, A.: Örtliche Behandlung von Lidkarzinomen mit Zytostatika. Wien. med. Wschr. **110**, 975–977 (1960).

60. Post, B.: Klinik und Histologie eines Bleomycin-behandelten metastasierenden Spinalioms. Z. Haut.- u. Geschl.-Kr. **48**, 1019–1032, (1973).

61. Rassner, G.: Praktische Aspekte der zytostatischen Behandlung der Psoriasis. Z. Haut. u. Geschl.-Kr. **51**, 499–506, (1976).

62. Reich, St. D., Bachur, N. R.: Contact Dermatitis associated with Adriamycin and Daunorubicin. Cancer Chemother. Rep. **59**, 677–678 (1975).

63. Reiner, R.: Antibiotica und ausgewählte Chemotherapeutica. Stuttgart: Thieme 1974.

64. Salmon, S. E., Apple, M.: Chemotherapie des Krebses; Pharmakologische Beeinflussung des Immunsystemes. In: Meyers, F. H., Jawetz, E., Goldfien, A.: Lehrbuch der Pharmakologie, S. 507–537, 538–559. Berlin-Heidelberg-New York: Springer 1975.

65. Schleiffarth, F., Baenkler, H. W.: Klinische Immunologie. Stuttgart: Fischer 1975.

66. Schuppli, R.: Diskussion zu Ott u. Gross, Miescher. Hautarzt **26**, 610 (1975).

67. Spencer, E. S.: Clinical aspects of viral infections in kidney-graft recipients. Dan. med. Bull. **22**, 234–242 (1975).

68. Stacher, A.: Grundlagen der Therapie inoperabler Malignome und Hämoblastosen. Wien. med. Wschr. **126**, 49–54 (1976).

69. Stacher, A., Lutz, D.: Antineoplastische Chemotherapie. In.: Kuemmerle, H. P., Garrett, E. R., Spitzy, K. H.: Klinische Pharmakologie und Pharamkotherapie, 3. Aufl., S. 1062–1098. München, Berlin, Wien: Urban & Schwarzenberg 1976.

70. Warin, A. P., Carruthers, J. A.: Photochemotherapy in psoriasis. Clin. exp. Derm. **1**, 181–186 (1976).

71. Wegmann, W.: Mykosen bei immunosuppressiver Behandlung. Hautarzt **26**, 442 (1975).

72. Wenzl, J.: Cutaneous complications of immunosuppressive treatment in children (Abstract). Clin. Res. **23**, 75 A (1975).

73. Westburg, S. P., Stone, O. J.: Multiple cutaneous squamouscell carcinomes during immunosuppressive Therapy. Arch. Derm. **107**, 893–895 (1973).

74. Winkler, K.: Klinische Beobachtungen zur Bleomycinbehandlung von Hauttumoren. Z. Haut.- u. Geschl.-Kr. **48**, 938–941, (1973).

75. WISKEMANN, A.: Lokalbehandlung mit 5-Fluor-Uracil. Z. Haut.- u. Geschl.-Kr. **48**, 1067–1071 (1973).
76. WOLFF, K.: Immunosuppression als Behandlungsmethode bullöser Dermatosen. Hautarzt **26**, 610 (1975).
77. WOLFF, K.: Photochemotherapie. Vortrag anläßlich der Fortbildungstage der Österreichischen Dermatologen in Zürs am 4. 2. 1976.
78. WOLFF, K.: Photochemotherapie der Psoriasis. In: Fortschritte der praktischen Dermatologie und Venerologie, 8. Band, S. 343–348 Berlin-Heidelberg-New York: Springer 1976.
79. ZACHARIAE, H.: Hat Methotrexate einen mutagenen Effekt? Hautarzt **27**, 90 (1976).
80. ZAHN, R. K.: Funktion und Bedeutung der Desoxyribonucleinsäure. In: Monatskurse für die ärztliche Fortbildung, S. 105–111. München: Lehmann 1969.
81. ZANG, K. D., SINGER, H.: die Zytogenetik der menschlichen Tumoren. Z. angewandte Chem. **80**, 726 (1968).

Verzeichnis der Substanzen

Die kursiven Seitenzahlen bedeuten, daß das Präparat in den Tabellen dieser Seiten erwähnt wird, dort sind außer den Namen auch die chemische Struktur und die Dosierung angeführt.

Verzeichnis der Handelsnamen

Die kursiven Seitenzahlen bedeuten, daß das Präparat in den Tabellen dieser Seiten erwähnt wird, dort sind außer den Namen auch die chemische Struktur und die Dosierung angeführt.

VM 26	4'-Demethyl-epipodophyllotoxin-β-D-tenyliden-glucosid *97*, 101
VP 16213	4'-Demethyl-epipodophyllotoxin-β-D-äthyliden-glucosid *97*, 101
Z 4828	Trofosfamid *31*, 45
Z 4942	Ifosfamid *31*, 45
Zitostop	Tetramesylmannit *35*, 50

Sachverzeichnis

174

Brill-Symmers-Krankheit 15, 40,
  44, 103, 153
5-Brom-2-desoxyuridin 86, 118
Bronchialcarcinom 40, 52, 100,
  132, 147
–, Polychemotherapie 141
Bucky-Bestrahlungen 74
bullöses Pemphigoid 44, 67, 79,
  148, 154
Burkitt-Lymphom 15, 40, 132,
  137, 148, 154
Busulfan 20
  s. auch Myleran 34, 48
B-Zellen im Pankreas 109, 110,
  137
–, maligne 110, 155
B-Zellen (Lymphocyten) 15, 111
–, maligne Proliferation 15

Calciumhaushalt 111
Camphotenicin 104
Camptotheca acuminata 104
cancerogen 87
cancerogene Wirkung 21, 124
Candida 22
Carcinome 13, 47, 48, 62, 63, 74,
  85, 112, 118, 124, 148
–, Blase 85
–, Bronchus 100, 132, 147
–, –, Polychemotherapie 141
–, Colon 130, 132, 147
–, Corpus uteri 147
–, Entwicklung von 93
–, Gallenblase 118, 114
–, Harnblase 114, 118
–, Haut 142, 149
–, –, Polychemotherapie 142
–, Hoden 149
–, –, Polychemotherapie 141
–, Lungen 118
–, Magen 147
–, Magen-Darm-Trakt 108
–, Mamma 85, 103, 118, 132, 138,
  141
–, –, Polychemotherapie 139
–, metastasierende 130

–, multiple spinocelluläre d.
  Haut 147
–, Ovar 85, 100, 127, 147
–, –, Polychemotherapie 141
–, Pankreas 147
–, Parotis 89
–, Prostata 147
–, Rectum 147
–, spinocelluläre 114, 147
–, –, Polychemotherapie 142
–, Verdauungstrakt 109
Cariolysine 28
  s. Stickstofflost 39, 40
CCNU 36, 51
  s. 1-(2-Chloräthyl)-3-cyclohexe-
  nyl-1-nitrosoharnstoff 36, 51
celluläre Immunität 10, 11, 79
Cerubidine 108, 116
  s. Daunomycin 108, 116
Chelidonin 105
Chemotherapie 130
Chlorambucil 30, 41, 42, 141
  s. auch Leukeran 30, 41, 42
Chloramin 28, 39, 40
  s. Stickstofflost 28, 39, 40
Chloräthaminacil 30, 43
  s. auch Uracil Mustard 30, 43
Chloräthaminouracil 30, 43
  s. auch Dopan 30, 43
1-(2-Chloräthyl)-3-cyclohexenyl-1-
  nitrosoharnstoff 36, 51
  s. auch CCNU 36, 51
1-(2-Chloräthyl)-3-(4-methylcy-
  clohexenyl)-1-nitrosoharn-
  stoff 36, 52
  s. auch Methyl-CCNU 36, 52
Chlormethin 28
  s. Stickstofflost 39, 40
Chlorpromazin 44
2-Chlorpropyl-bis-(2-chloräthyl)-
  amin 14, 29
  s. auch Novembichin 14, 29
6-Chlorpurin 82
Chorionepitheliom 78, 91, 103,
  112, 132, 141, 144, 147, 150
–, metastasierendes 141

Kinderanästhesie. Von F. W. Ahnefeld, K. D. Bachmann, W. Dick, H. Ewerbeck, R. Krebs, P. Milewski, W. Niederer
1976. DM 21,80; US $ 9.00 ISBN 3-540-07917-3

W. Leydhecker: **Glaukom in der Praxis.** Ein Leitfaden
2. völlig neubearbeite Auflage
1973. DM 12,80; US $ 5.30 ISBN 3-540-06452-4

H. Marx: **Differentialdiagnostische Leitprogramme in der Inneren Medizin**
1976. DM 19,80; US $ 8.20 ISBN 3-540-07644-1

K. Miehlke, D. Wessinghage:
Entzündlicher Rheumatismus
Die Rheumafibel I.
3. völlig neubearbeitete Auflage
1976. DM 24,80; US $ 10.20 ISBN 3-540-07760-X

H. Mörl: **Der „stumme" Myokardinfarkt**
1975. DM 18,80; US $ 7.80 ISBN 3-540-07318-3

W. D. Schäfer: **Strabismus in der Praxis**
1976. DM 18.80; US $ 7.80 ISBN 3-540-07782-0

M. Schlobies: **Manual zur Differentialdiagnose in der Psychiatrie**
1976. DM 18,80; US $ 7.80 ISBN 3-540-07715-4

G.-W. Schmidt: **Pädiatrie**
1974. DM 18,80; US $ 7.80 ISBN 3-540-06778-7

P. Schmidt, E. Deutsch, J. Kriehuber:
Diät für chronisch Nierenkranke
1973. DM 12,80; US $ 5.30 ISBN 3-540-06226-2

U. Wiedmer, F. Freuler, D. Bianchini: **Gipsfibel 2**
1976. DM 24,60; US $ 10.10 ISBN 3-540-07521-6

G. Wolff: **Die künstliche Beatmung auf Intensivstationen**
1975. DM 19,80; US $ 8.20 ISBN 3-540-07085-0

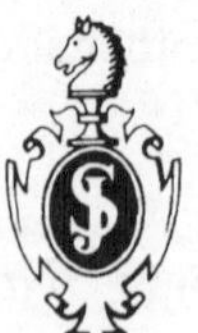

Preisänderungen vorbehalten

Springer-Verlag
Berlin   Heidelberg   New York